U0033895

台灣之光

這樣
解痛,
才是
聖經!!

所有疼痛,該整的是神經

身新醫學診所院長
梁恆彰
、
身新醫學診所主治醫師
楊翠蟬
著

Part 1

常見慢性痛，不用藥也會好

CH1 解讀身體的疼痛機轉
CH2 頭頸神經性傳導好，頭痛問題不來找

頭頸痛

CH4 胸背腹痛影響工作、生活，讓人生變灰暗

CH5 腰臀痛常久戴護具，
　　會變得更加好不了

腰臀痛

CH6 遠離大腿鼠蹊與膝痛，
　　找回行動力才是王道

CH7 做盡各種腳痛治療，
　　就是想越走越輕鬆

CH8 羞於啟齒會陰部疼痛，
   絕對不能諱疾就醫

疼痛小教室

CH3 慢性痛者穿戴護具請三思！

常見的 4 大地雷護具

CH4 做這些運動時，慢性痛者請三思！

常見的 6 大動態地雷運動

疼痛小教室

以實證研究基礎顛覆固有說法的 「台灣之光」

「新自然主義」品牌近 20 年來出版了諸多健康好書，累積承載了讀者長期信賴與口碑，並經常有好作者、好作品主動投訪，實是一大樂事。

2020 年初，感謝好友張啟楷兄推薦，認識了梁恆彰醫師，並聆聽他對自律神經失調的獨到見解：「心理壓力都是有生理徵兆」，所以，「身心有壓力，就先從身體治療吧」。梁醫師列舉諸多事證與數據，極有見地，也顛覆一般以為心理影響生理的窠臼。尤其，「從心率讀懂你的壓力與情緒」的主張，更是實用有效，於是，當年 6 月間便出版第一本大作《身心壓力多大，聽心跳頻率就知道》。

出書後，我有幸在梁醫師的新書發表會聽到完整演講，更是收穫良多，並開始去診所接受治療，得以深入體會他的主張，以及豐厚堅實的醫學基礎論述。從那時開始，我從習慣喝熱／溫水、泡熱水澡快速改為喝冰水、沖冷水澡，並經常與親朋好友分享心得：如果感覺焦慮（包括呼吸困難），請先量心跳，掌握「病情」，接著喝冰水，紓減自律神經發炎

狀況，甚至，可以嘗試蹲下觸地後彈跳幾下，便可有效緩解。

　　由於受益良多，連續兩年期間，我也分享推薦或陪伴多位親友前往求診，包括：焦慮、失眠、戒斷某些慢性病用藥、全身各處莫名緊繃疼痛，甚至兩耳聽力或兩眼視力懸殊、或者種種說不出來的不舒服⋯。

　　梁醫師經過類似「望聞切問」：先量心跳與血氧，並一邊觀察患者，有時奉上一杯冰鎮氣泡水，讓患者明顯舒緩。接著逐一按觸患者所述不適之處「按圖索驥」，找出根本癥結之處，經過用力按壓，便可明顯改善。

　　輕症者，只要教導應注意事項及必須做的運動（動作）即可；較重者則須進行治療（請見本書第 25 頁）。但診療重點主要在於觀念的解說與運動的教導，立意希望患者儘量靠自己而痊癒，不要習慣依賴醫師；可以說，恨不得說出，希望患者不要常來打擾他的清修研究。

　　說到清修研究，一點也不誇張。我多次前往診所，並旁聽

13

梁醫師教導其他患者的運動，深深體會他的精湛醫術以及醫者仁愛之心。並且發現，他與梁夫人楊翠蟬醫師，可說是夫唱婦隨，絕大部分時間都在研究什麼問題可以用什麼運動（動作）解決。

我自己勤學常作的還有：同一腳在前上樓梯、背包前背（後背與斜背、單邊背都會有後遺症）、單手擎天（加槓片）、半蹲、九十度抬膝跳走⋯。不知不覺中，困擾多年的雙膝變成很聽話，不但揮別了護膝，現在搭捷運都可以輕快下樓梯。

更值得一提的是，某次談到睡醒雙肩總是緊繃或痠痛，必須花很多時間運動才可減輕。兩位醫師不約而同地說「換枕頭」，而且是改用很平價的普通枕頭！因為，很貴的羽絨、蠶絲甚至水枕，都無法承受輾轉翻身側睡時頭部的重量，以致頭的重量壓在肩上，造成醒來麻痛不適，真是江湖一點訣，而一切都是源自兩位醫師長期針對預防治療患者的研究成果。

兩位醫師應該也預見到我還有某些深沉之處的神經問題最

好自行解決，因此多次邀請我去運動中心打球，我起初兩次確實都因事無法同行並立即去訊告知，第三次起，互相便不了了之。時隔年餘，大約三個月前，我明顯無法久坐，任何會議近一小時便必須站起來或者走出會議室。求助於梁醫師時，他神色凝重地宣布，我必須跑步，隱隱顯露「終於等到妳了」。

　　由於坐骨神經壓迫所帶來的的各處痠麻實在太嚇人，於是，我從每週二三次到公園踮腳尖慢跑；進一步發展為即使下雨，也在室內繞圈跑 8~10 分鐘，明顯感受全身打結處慢慢鬆開的愉快，坐骨神經也乖乖相安無事。

　　梁醫師與楊醫師合著、2021 年 7 月出版的《自律神經失調：冷處理、抗發炎》，以及 2022 年 5 月出版的本書《這樣解痛，才是聖經：所有疼痛，該整的是神經》，都是以實證研究基礎顛覆固有說法。由於我自己深有體會，也身受其益，兩位醫師的研究力與不吝分享的愛心，對長期疼痛終獲解救的患者而言，真是切身感念的「台灣之光」。謹以本文代表無數受惠的患者，向梁醫師與楊醫師致上敬意與謝意。

推薦序
與疼痛和平相處？還是告別疼痛？

　　我們這些年紀上了中年的人，因為新陳代謝差，老是覺得這裡疼，那裡痛，認真地去檢查都沒事兒，回到家就又犯疼！要不然就是用健保看復健科，每天客滿，光先熱敷就花了不少時間，排隊做一次就一個晚上，如果你問我真的有用嗎？我也不敢把話說滿。因為，去復健舒服，不去了又痛。

　　活在現代的台灣，常吃一些健康食品，也知道一些健康的常識，例如飲食要做控制，並且養成運動習慣不離身；然而，疼痛的問題卻還是會困擾著我們，而且我發現，不是中年以後，才有疼痛的問題。

　　推薦大家來看這本《這樣解痛，才是聖經！》，你可以很有系統的了解，應該怎麼做？而怎麼做卻是 NG 的？

　　本書兩位作者梁恆彰醫師與楊翠蟬醫師行醫多年，臨床案例不勝枚舉，他們深入淺出的讓我們能懂──所有的疼痛都離不開神經的現象，當你離不開止痛藥，當你離不開類固醇，當你天天上復健科熱敷，最後你終於改口說服自己：我要與疼痛和平共存！

先等一下！今天你或許不必急著說這麼哲理的話，人還沒成佛，肉體畢竟尚有知覺，遇到這本淺顯易懂的書，找對方法抽絲剝繭了解疼痛根源，不要做一些對身體慢性疼痛有害的舉動，看看會不會大聲說出：「我出運了！我終於告別疼痛！」

　　壓力大頭痛、滑手機手指痛、上班族久坐下背痛、職業病肩胛痛、呼吸不順胸悶胸痛、疑似腸胃問題上腹痛、膝關節痛、坐骨神經痛，甚至難以啟齒的會陰部痛，讓我們告別它，不必和平共處！

金曲獎・金鐘獎得主　王一明

推薦序
推薦給所有為疼痛所苦的人

　　疼痛真是惱人又令人憂心的事！ 20 歲出頭在美國音樂研究所學習的時候，它就悄悄地找上了我！

　　求學的那些年，我努力地衝完一個又一個的演奏會。在畢業後，彈琴速度也沒能慢下來，但疼痛卻不知不覺地開始了！ 我的工作是用鍵盤及其他打擊樂器來為現代及古典芭蕾做現場的即興伴奏／配樂。年復一年，日復一日，我的手指關節越發疼痛、變形、麻木、無感，而腰椎也因長久的不當坐姿而演變為椎間盤突出。

　　因著工作地點的不同，我從美國到台灣，但看復健科好幾年下來都只能緩解症狀，天氣一變又問題復發，天冷時也會行走不便。原本的鋼琴也換成簡單輕便的電子琴才能持續工作！

　　這些長年的疼痛，在進入梁醫師的診間時，開始得到真正的解決！

　　本人完全贊同梁醫師在本書的序言當中說的，「疼痛是神經現象，與疾病也不一定有因果關係，也就是痛不一定是什麼疾病造成的，而治了病也不一定治得了痛。」他在本書中

所提出的，利用細針筒局部注射在疼痛相對應的部位方法，值得所有有疼痛困擾的人詳加考慮！

　　本書共分為三部分，第一部解說各部位的治療辦法，佐以不同的實例；第二部的「做對神經運動，身心好舒暢」，則是值回票價的運動建議；而第三部的「慢性痛患者的 NG 行為」，讓人大開眼界！

　　此書精采的討論疼痛的醫治，介紹避免之道及配合的運動，全書深入淺出，值得每位為疼痛所苦的人詳加參考！

台北藝術大學舞蹈系教師　史美智

推薦序
慢性神經疼痛者的福音

慢性神經疼痛患者，找梁恆彰醫師就對了。

我今年 88 歲，因為慢性神經痛，自 2021 年 1 月起接受梁醫師診療，如今大致痊癒，能夠原地小跑步，走路也較方便，感恩梁醫師！

一年來，我也常拜讀梁恆彰醫師與楊翠蟬醫師合著的《自律神經失調：冷處理、抗發炎》，斟酌自己需要，適度學習喝冰水、局部冰敷、洗冷水澡，獲益良多。

今年梁醫師與楊醫師又將出版新書《這樣解痛，才是聖經！》並將原稿分享與我，全書理論詮釋批判與臨床診療實證並重，而且圖文並茂。

本書共分三大部，「第一部、常見慢性痛，不用藥也會好」，從頭到腳共列七種，分章評述「應該」如何診療。「第二部、做對神經運動，身心好舒暢！」分析評述各種配合的運動，兼顧圖文，很容易練習照作。「第三部、慢性患者的NG 行為」，分章細述應該「迴避」的錯誤行為。

此外，本書也建議慢性痛患者要選擇抗發炎、抗沈積性疾病的飲食，真是面面俱到。

　　最後，我非常誠心推薦本書與大家分享！

台灣師範大學教育學系名譽教授
中國文化大學教育學院院長
教育部顧問

歐陽教

引領窺探身體疼痛問題的關鍵

身新醫學診所院長　梁恆彰

　　我的門診中被疼痛問題折磨數年，甚至 10、20 年的案例並不少，慢性痛問題很折磨人也浪費人生。多年來，不斷有患者在痊癒後建議我寫書幫助類似的患者，但是疼痛的問題廣泛而複雜，也牽連很多其他事務，所以我一直怯手。

　　在此聲明，寫這本書的目的不是要教大家怎麼治療疼痛。

　　首先，我們要讓民眾知道慢性痛是神經現象，看似很虛幻卻是實質的存在，所以，不見得哪裡痛就是哪裡有問題。人們很容易接受頭痛醫頭、腳痛醫腳的處理方式，而且樂此不疲，但是，不幸行不通時已經滿身是傷。

　　其次，我們要將多年指導慢性痛患者建議與不建議的各種動作，整理出來給需要的人參考。最後，我們把常見的藥物與營養問題也點了出來。

有關疼痛與自律神經失調的部分，在我前兩本書多有著墨；本書重點是一般慢性痛的運動與營養問題，此外我也想要給讀者另一個認識疼痛的觀點，因為除了疾病因素之外，一般人一想到疼痛就聯想到筋膜、肌肉或骨骼，以為就是這些問題才引起疼痛，但是這樣的看法並不正確。

其實，肌肉少的人會痛，肌肉多的人一樣會痛；筋膜緊的人會痛，筋膜鬆的人也會痛；骨頭歪的人會痛，骨頭正的人一樣也會痛；骨鬆的人會痛，骨骼強健的人也一樣會痛。所以，針對筋膜、肌肉、骨骼的理療雖然可以紓緩疼痛，但是經常這麼做卻往往效果遞減，尤其是在中老年人身上，為什麼會這樣？答案是：一切都是神經在做怪。

疼痛問題唯一的真理，那就是沒有神經沒有痛，所有不舒服都是神經機制使然。進一步來說，人體的組織結構基本上，沒有扯上神經就沒有痛這回事。例如，頭髮沒有神經不會痛，但是拉扯分岔打結，刺激頭皮的神經就可能產生不適；同理，骨頭、軟骨沒有影響神經時也沒有症狀，所以治療關節退化或骨鬆並不一定可以解決疼痛問題；同樣的道理，少運動肌少的人會有痛的問題，而多運動肌肉骨骼強健的人一樣有疼痛問題。

疼痛問題並非一般人所以為只要用最先進最好的儀器就可以檢查出來，多數時候疼痛的根源並不只在你檢查的地方，所以太重視儀器設備反而見樹不見林，忽略了更廣泛的區域與可能性。

　　此外，疼痛是神經現象，與疾病也不一定有因果關係，也就是痛不一定是什麼病造成的，而治了病也不一定治得了痛，所以診斷疾病的工具，如影像或血液檢查等等對疼痛的發生通常無法提供明確的訊息，有時甚至會誤導疼痛的診治。

　　也就是說，治病與治痛可以是兩回事，例如控制了腫瘤還是可能會痛，矯正了脊椎還是可能繼續腰痛，穩定了血糖也解決不了糖尿病的神經痛，心臟血管裝了支架也可能還會胸悶心悸。

　　一個疾病的發生機制雖然深奧但是通常單一，而一個疼痛的發生通常含有很多個神經血管問題，所以以治療疾病的方式處理疼痛問題，往往見樹不見林，甚至弄錯方向。

　　衷心希望這本書能解開對慢性痛的偏見，讓慢性痛患者了解問題，重新找回跑跑跳跳的活力人生。

作者序

降低止痛藥使用，慢性痛者新選擇

身新醫學診所主治醫師　楊翠蟬

　　我們會痛是因為神經受到了刺激，傳導給大腦，我們就知道「痛」。其實，所有的痛覺都算是神經痛。什麼樣的刺激會造成神經痛呢？大約可以分成兩種，一種是化學性刺激，另一種是物理性刺激造成。

一、**化學性刺激**：例如刀傷割破皮，受傷的細胞釋放發炎因子，刺激神經，常會有紅、腫、熱、痛等症狀一起發生，這是發炎性痛，使用止痛藥止痛通常很有效，一般 3 至 10 天發炎就好，如果止痛的時間越來越短，那麼這個痛就不是單純由發炎所引起的。

二、**物理性刺激**：這是由於神經或血管被夾擠壓迫所產生的反射痛，主要不是發炎，所以使用消炎鎮痛藥的止痛效果不好。不僅是被壓迫的地方痛，而且會影響被控制的肌肉群，使得肌肉變得無力，因此除了痛以外，還會影響日常活動能力，大部分的慢性痛或神經痛都是如此。

目前，慢性疼痛除了口服消炎止痛藥以外，也常使用類固醇；注射類固醇會改善疼痛的原因除了消炎之外，類固醇會使肌肉與軟組織軟化萎縮，減輕壓迫夾擠而比較不痛，但是周邊軟組織會萎縮，日後會纖維化，反而使神經夾擠壓迫的範圍越來越大，從單點痛變成到處痛，所以常用類固醇的人常有到處痛的問題。

慢性疼痛多數是物理性的神經痛，消炎鎮痛藥的效果可能不好，按摩雖然有效，但是效果很短暫；熱敷可能會引發冷卻後的神經痛。

醫學進展日新月異，慢性痛者有新選擇，例如以細針局部注射生理食鹽水或林格氏輸液，運用水的物理力量，不用藥來治療慢性痛，這是一種水針超微創治療（神經紓解治療）。這種注射治療特別適合藥物耐受性不好的病人，只是技術難度很高，是傳統疼痛治療之外的選擇。

所以，要治好慢性疼痛，首先就是要找到神經被夾擠的各個壓迫點，使神經得到紓解釋放，才能達到緩解疼痛的效果，以後只要多活動，通常不用吃止痛藥，也可以維持數個月以上。這樣就可以減少止痛藥的使用與副作用。

神經紓解治療

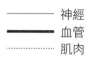

―――― 神經
━━━ 血管
‥‥‥‥ 肌肉

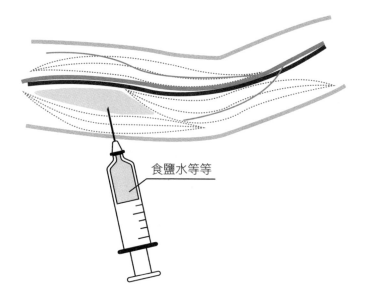

食鹽水等等

總　論
任何疼痛都是神經現象

　　身體的疼痛是最常遇到的健康問題，除了器官問題之外，肢體的疼痛也可能不時出現。絕大多數人認為肢體疼痛就是肌肉骨骼有問題，可能是筋膜或肌肉發炎需要吃藥？可能是哪裡骨頭歪了，把它矯正就好？哪裡緊，把它放鬆就好？或者是因為肌少症，還是骨鬆的關係？或者是運動傷害或退化的關係？

　　以肢體的疼痛來說，依這些概念接受診治有時行得通，有時行不通，為什麼？

　　因為沒有神經作用就沒有痛，任何疼痛都是神經現象；而產生神經現象的機制很複雜，並不是哪邊痛就是哪邊發炎、退化，或者就是哪裡的骨頭、肌肉或器官所造成這麼單純，也不是用什麼精密影像或實驗室檢查就一定可以找到解答。相反的，迷信精密檢查或追求簡單的答案有時反而曠日廢時，把小疼痛弄成大問題。

　　疼痛的神經現象，撇開中樞神經的部分，來自周邊神經的作用有感覺、運動與自律神經三部分，由於這三部分不但相互關連，而且其支配區域各有不同，因此交織成複雜的神經現象（請見第 31 頁示意圖）。

這些現象大約可以歸納為協同（一個區塊有數條神經共同支配）、共用（幾個區域共用一條神經）、遮蔽（最痛處阻斷次痛處）與反射（感覺產生運動與自律神經反應並互動）這四種機制，從而產生疼痛的轉移與層次性質不同的現象。慢性痛都含有這些機制，而且拖越久問題越複雜。

　　簡單的說，疼痛的來源有時源自多對一，也就是多個神經痛點產生身體一區域的痛感，或者一對多，也就是一個神經痛點在身體產生幾個相關的症狀，更多時候是合併以上兩種情況，所以有時感覺這邊痛有時又變成那邊痛，因此，感覺疼痛的部位常常飄忽不定而且不容易找到根源。

　　此外，疼痛的發生、運動能力失調（即無力或不協調）與自律神經失調三者互相連動也會產生各種症狀（參考著作《身心壓力多大，聽心跳頻率就知道》）。

　　門診中，我們常見多對一的案例，也就是有一個區域感覺不舒服，其實是由數個不同層次的神經痛點所引發的，也常有多對多的情形。例如，由幾個腰薦神經痛點產生腰痛，接著腰痛睡不好引起肩頸僵硬，或是頭痛而使人心情鬱悶或脾氣暴躁，最後就連血壓血糖也高起來。

所以，很多慢性痛患者即使吃藥也控制不好高血壓或糖尿病，因為慢性疼痛引發憂鬱與失眠以致需要精神科藥物助眠與緩解情緒，而止痛藥吃了還是痛，就常找按摩做復健，此外家裡也買了一堆理療器材隨時用一下，到最後，有的痛得受不了就去開刀賭運氣。

　　神經現象有高度不確定性，使得儀器檢查效力大打折扣，而且，想要精準檢查出來卻有如以管窺天，反而誤導診治的方向。生活中遇到問題時，大家總希望能找到一個簡單易懂的答案，然後用這個簡單易懂的解答來解決問題，很多健康問題確實是可以用這個模式而得到療效，但是涉及慢性痛的問題如果頭痛醫頭、腳痛醫腳很可能行不通。因此，先把可能的神經機制做個認識，然後試著一層一層解開，才有撥雲見日的一天。

　　此外，疼痛也會刺激自律神經而引發各種心理反應，所以我們不時遇到慢性痛患者因為難以診治就被冠以心理作祟或胡思亂想，而慢性痛患者一旦被套上心理問題，有的案例會因為受不了不受理解的痛苦，而發生厭世的情形。其實，除了條件化的心理反應之外，不舒服都是有生理原因的神經現象，所以，感覺疼痛或不舒服，即使檢查不出來，絕大多數不是心理問題所造成。

　　遇到任何疼痛問題，首先要排除疾病因素，如果沒有明顯病灶，則可能只是某些神經現象所產生的症狀，本書將常見

疼痛的周邊神經運作

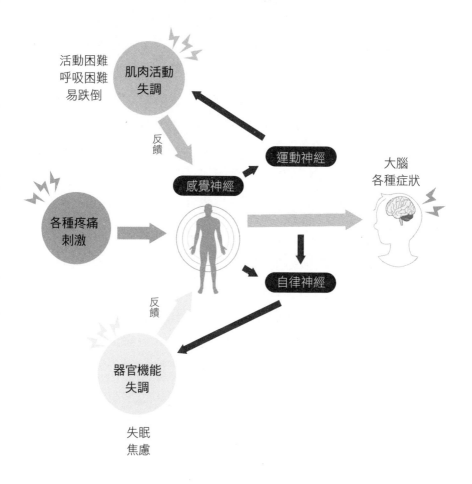

活動困難
呼吸困難
易跌倒

肌肉活動
失調

反饋

各種疼痛
刺激

感覺神經

運動神經

大腦
各種症狀

自律神經

器官機能
失調

反饋

失眠
焦慮

的肢體慢性痛問題與相關神經系統介紹給讀者，希望讀者以神經系統的角度，去了解各種慢性痛的問題。

雖然慢性痛通常被定義為超過 3 個月的疼痛，但是，我們認為，若患者已經接受消炎鎮痛的藥物治療超過 1 個月沒好，就可以算是慢性痛，因為其中常包含了多種神經痛，所以藥物治療的效果不好，而且日後自然痊癒的機會不高。

依我們多年以非藥物治療疼痛的臨床經驗，慢性痛患者都需要某些運動以改善神經症狀。究竟慢性痛患者該如何運動是一個複雜的問題，因為，用運動來訓練肌肉與訓練神經反應是不同的兩回事。

本書也以我們的臨床實作經驗，建議讀者面對各種疼痛問題時，該採取何種運動方式以訓練神經反應，並且需要迴避哪些運動以避免加重神經的壓力。沒有疼痛困擾的人可以參考，但是不見得要因此迴避喜愛的運動。

慢性痛患者不建議熱敷，如果需要相關的訊息可以參考我們之前的著作《自律神經失調：冷處理、抗發炎》，而冷敷或冰敷的形式依季節與需求，我們也在書中列了幾點建議。

中高齡慢性痛患者常合併各種慢性病，也常有營養上的疑問，這方面我們也簡要介紹給大家參考。基本上，有腎功能問題的人需要避免攝取過多蛋白質，有痛風疑慮的人小心尿酸過多的飲食。

疼痛的周邊神經運作

神經協同現象

一個區域的痛覺傳到數個神經節
結果大腦以為疼痛範圍很大

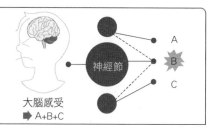

神經共用現象

一個神經節收納數個區域的感覺
結果大腦分辨不出詳細位置

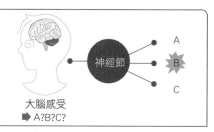

疼痛的遮蔽現象

大痛抑制小痛的傳遞
所以比較痛的區域比較有感

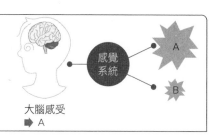

神經反射現象

1. 感覺受刺激引起運動與自律神經反應
2. 疼痛導致運動失能與自律神經失調
3. 運動失能與自律神經失調反饋增加各種症狀

Part 1

常見慢性痛，
不用藥也會好

CH 1

解讀身體的疼痛機轉

　　疼痛的機轉離不開物理性與化學性的刺激神經，以及神經本身的問題。以多年處理疼痛的經驗來看，我認為發炎、神經與血管三者是疼痛的三劍客，所以常規的消炎鎮痛、肌肉放鬆藥物效果有限，沒有完整的方案很難徹底擊敗他們。

　　神經現象中，最難理解的是神經感覺的反射與移轉現象，也就是感覺不舒服的地方往往不是問題所在，因為有時右邊痛是左邊引起，有時上面痛來自下面的問題，有時是上面與下面的問題產生中間部位的不適。

　　面對任何一個看似單一的疼痛問題，都需要考量整體神經支配系統才不會掛一漏萬。以下將分為 7 個單元介紹常見的頭頸痛、頭頸肩痛與上肢痛、胸背腹痛、腰臀痛、大腿鼠蹊痛與膝痛、小腿痛與腳痛，以及常諱疾就醫的會陰痛等等。

　　書中分享的案例都來自我實際診療臨床經驗的其中一小部分，方便大家理解身體常見的 7 大肢體疼痛部位，並呈現理學檢查過程中痛點非實際病灶的關鍵，以及神經紓解治療過程。

常見的身體疼痛部位與其神經分布

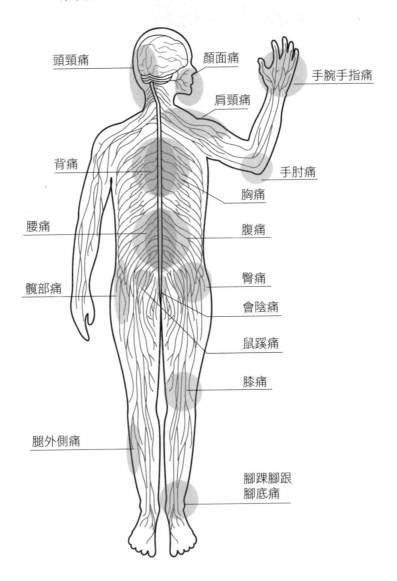

頭頸痛
顏面痛
手腕手指痛
肩頸痛
背痛
手肘痛
胸痛
腰痛
腹痛
臀痛
髖部痛
會陰痛
鼠蹊痛
膝痛
腿外側痛
腳踝腳跟
腳底痛

CH 2

頭頸神經性傳導好，
頭痛問題不來找

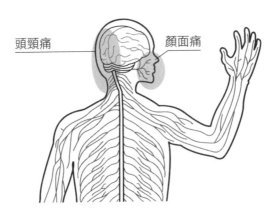

頭頸痛　　　　　　　顏面痛

常見的頭頸痛與其神經分布圖

頭頸疼痛案例

1（見第 42 頁）
2（見第 43 頁）
3（見第 44 頁）
4（見第 45 頁）

頭頸痛根源在頸神經、三叉神經、顏面神經

☑ 頭暈　　　☑ 頭痛　　　☑ 噁心　　　☑ 聽力衰退

☑ 視力模糊　☑ 眼睛乾澀　☑ 臉部痠麻痛

　　頭部症狀發生的原因，除了少數是顱內外的病理因素（耳鼻喉、牙、眼、腦病）之外，多數是來自頭頸周邊神經受到刺激的反應，如頸因性的頭暈、頭痛、聽力衰退、視力模糊、眼睛乾澀，或者三叉神經與顏面神經在臉部產生的各種症狀。

　　在 3C 時代因為低頭操作的固定姿勢，常見頸因性頭痛，患者常感覺頭昏腦脹、視力模糊、甚至噁心。疼痛發生初期以頸部局部組織發炎為主，藥物可以有效緩解這些不適，但是到了後期組織纖維化成形，以致持續對神經產生壓力，所以對藥物的反應不好。

　　神經紓解治療，以頸椎第 1 到第 5 對與交感神經節為主，同時這部分與腦神經第 11 與 12 對有密切關係，所以也關係到口舌與肩頸的動作與感覺。

　　姿勢是造成問題的根源，因此保持頭頸的活動，特別是舉手抬頭是解決頭痛問題的關鍵。此外，也要注意避免增加發炎的動作，如熱敷與拉筋以免問題惡化。

常見的頭痛問題

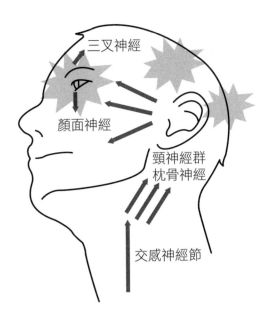

三叉神經

顏面神經

頸神經群
枕骨神經

交感神經節

　　頸神經也與眼耳的機能有關，可能影響視力或產生眼睛乾
澀脹痛的症狀，所以患者可能即使做盡眼科檢查，點了眼藥
也無濟於事。

　　此外，有些單側聽力喪失的案例，與同側交感神經與聽骨
神經的運作受損有關，這些案例通常可以追溯到受傷的病
史，患者呈現單側聽力減損。給予頸部交感神經與神經根
的紓解治療，通常可以大幅改善單側聽力減損的情形。

　　臉部的症狀則與顏面神經與三叉神經有關，常常是病毒感
染的後遺症。理論上三叉神經主管感覺，顏面神經主管動

低頭族的神經壓迫症狀

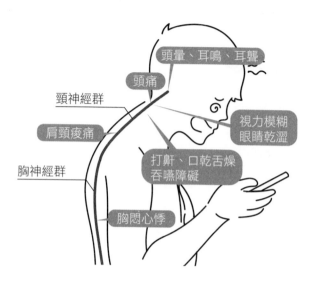

頸神經群

頭痛

頭暈、耳鳴、耳聾

視力模糊
眼睛乾澀

肩頸痠痛

打鼾、口乾舌燥
吞嚥障礙

胸神經群

胸悶心悸

作，所以痛或麻應該是三叉神經問題，但是臨床上我發現有些臉部痠痛案例，其實是由顏面神經所產生，所以治療上兩者都需要考慮在內。同樣的，治療後需要運用表情動作來活絡神經，幫助復原。

　　頭頸問題接受物理治療或按摩的人很多，雖然物理性的治療幫助緩解症狀，但是過度的按壓、扭轉、拉筋或熱敷，反而可能造成更廣泛的頸部肌肉軟組織發炎或退化，可能使神經壓迫變得嚴重而持續產生頭痛，甚至使神經症狀蔓延到其他耳眼鼻舌的部位。

頭痛 頭頸又緊又痛，沒想到頸神經
疏通了，頭痛問題不見了

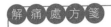 解痛處方箋

李小姐，36 歲，上班族
- **痛點**：右側偏頭痛延伸到後腦與頭頂
- **病灶**：大小枕骨神經、上半部頸神經
- **運動對策**：抬頭挺胸（見第 131 頁）

　　李小姐 36 歲，是個上班族，時常有右側偏頭痛的困擾，也不好入睡，為了提神她一天要喝 2、3 杯咖啡，喝過之後偏頭痛的情形也有緩解。最近，她的頭痛從側面延伸到後腦與頭頂，而且口服止痛藥的效果越來越差。她也看網路媒體跟著做壓頭、轉頭等等拉筋動作，剛開始有點效果，但是後來頭痛越來越嚴重。

　　來門診時，她用右手指著後腦與側面描述症狀。經過理學檢查，我發現她的枕骨神經痛最強烈，此外她的上半部頸椎的神經反應也明顯。經過神經紓解治療後，右側好多了，但是反而感覺頭左側也不舒服。經過 3 次治療之後，她左右頭痛的症狀好了。

　　除了治療，我教她平時要練習抬頭以紓解頸神經的壓力，並且勿做各種頭頸部壓筋的動作，以免加重神經發炎的情形。

案例
2 **肩頸痛** 按摩、牽引解不了頸肩痠痛；
鬆開頸椎神經就好了

解 痛 處 方 箋

蘇小姐，55 歲，家庭主婦

· **痛點**：肩頸痠痛、暈眩

· **病灶**：頸椎中段

· **運動對策**：上肢舉手抬頭（見第 132 頁）

蘇小姐 55 歲，是位家庭主婦，平時除了忙家事之外沒有其他運動。自更年期開始，她時常感覺兩邊肩頸痠痛，雖然經常按摩與熱敷，但只是緩和一下子。

半年前，她接受傳統整復與整脊、頸椎牽引，剛開始效果不錯，但是紓緩效果持續不到兩天。最近，她常會覺得暈眩，有時在整脊後更暈，嚴重時在剛躺下或起身就會暈一段時間。雖做過醫學檢查，也到耳鼻喉科做矯正耳石的治療、服藥治療，但是動作快一點仍舊會暈。

蘇小姐身材中等，眼神困惑，我請她做躺下與起身的動作，都會引起暈眩與噁心，依我的臨床經驗，這樣的情形通常是神經的問題，而且是頸椎不穩定的結果。在理學檢查中，發現頸椎上下都有神經反應，頸部中段明顯不穩定。

在給予頸椎中段交感神經節紓解之後，暈眩就好多了。除了治療之外，我要她注意頸椎不穩的危險性，避免動作過快，此外也要練習舉手抬頭，以強化頸椎的強度，並且避免

扳動頭頸的動作。經過 3 次的治療，她的暈眩情形就很少發生了。

案例 3 右耳失聰 右耳喪失九成聽力，紓解頸椎後，就幾乎完全恢復

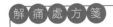

解痛處方箋

徐小弟，11 歲，學生
- **痛點**：右耳喪失九成以上的聽力
- **病灶**：右側頸椎支配的交感神經節
- **運動對策**：上肢舉手抬頭（見第 132 頁）

　　徐小弟 11 歲，3 個月前突然右耳聽力喪失，在醫院的系列檢查中除了發現右耳喪失九成以上的聽力之外，並未找出聽力減損的原因，接受了藥物治療，但是沒有改善。

　　來門診時，他靜靜的聽家長把他的病史娓娓道來。我兩手各持一支筆在他右耳邊輕敲，他摀著左耳認真地聽，然後遲疑的回答說好像有一點點聲音。

　　在理學檢查中，我發現相較於左頸，他的右頸椎各節都有疼痛反應，有可能是頸椎受傷引起交感神經反射，影響聽神經血管的機能。在給予上中下頸部交感神經節的紓解治療之後，他感覺右耳的聽力恢復一些，後續的聽力檢查，印證

了他右耳聽力恢復的情形。

在我的追問之下，家長想起他過去曾有幾件疑似頭頸部撞擊與頸椎操弄的情形。除了治療之外，我請他做舉手抬頭的練習，以強化肩頸的強度。

經過 2 個月的持續治療與訓練，根據儀器檢查報告，他已恢復九成以上的聽力。

案例 4　頭臉痛　左臉與額頭疼痛感，紓解頭頸神經後，灼熱痛感消失

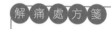

韓先生，78 歲

- **痛點**：頭部左側帶狀泡疹後遺症，左臉與額頭不時感覺燒辣的疼痛感
- **病灶**：三叉神經的眼上與眼下分支、頸神經
- **運動對策**：臉部張閉眼（見第 130 頁）、上肢舉手抬頭（見第 132 頁）

韓先生 78 歲，在 1 個月前發生頭部左側帶狀泡疹，雖然經過皮膚科的治療，傷口已經癒合，但是左臉與額頭不時感覺燒辣的疼痛感，連帶影響睡眠。

來門診時，他身材高瘦，行動緩慢，步伐不穩，左額頭與臉側面還有幾處紅色傷口，帶著結痂與皮膚退色的痕跡。

從疼痛的位置可以知道三叉神經的眼上與眼下分支是主要病毒發作的區域，此外在頸神經位置也有次發性的神經痛，引起區域更廣泛的疼痛。

　　將這些位置予以神經紓解治療，經過 3 次之後，除了局部的緊繃感還在，原來的灼熱疼痛感已經消失了。

CH 3

頭頸肩、上肢痛，
找對病灶才會好

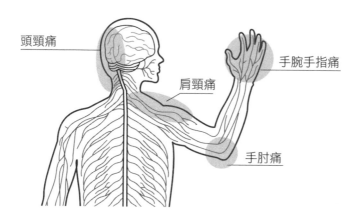

頭頸痛

肩頸痛

手腕手指痛

手肘痛

常見的頭頸肩痛、上肢痛與其神經分布圖

頭頸肩痛案例	上肢痛案例
1（見第 49 頁）	6（見第 61 頁）
2（見第 50 頁）	7（見第 62 頁）
3（見第 52 頁）	8（見第 64 頁）
4（見第 57 頁）	
5（見第 58 頁）	

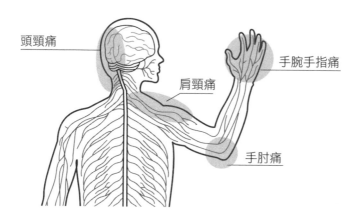

頭頸肩痛根源在頸椎、上胸神經

- ☑ 視力模糊
- ☑ 肩頸緊繃
- ☑ 頭暈
- ☑ 口乾舌燥
- ☑ 聽力減損
- ☑ 吞嚥困難

　　一般常見的頭頸部症狀，以頸椎與上胸椎神經的壓迫為主，表現為頭痛、肩頸緊繃痠痛、肩臂痛或舉手困難，少數合併腦神經症狀如舌下神經、舌咽神經、三叉神經與頸交感神經節的問題，導致頭部器官的不適，如視力模糊、聽力減損、口乾舌燥、吞嚥困難與口舌疼痛等等。

　　臨床上，這些不適通常無法以儀器檢查出來，治療者必須熟悉神經解剖與症狀的關聯，才有治療治癒的可能。尤其是深頸部結構複雜，而且都是要害，雖然有超音波可以輔助，但是緩不濟急耗時費力，還是以手感導引注射施行的效率較好。

　　有頭頸問題的人，接受按摩推拿或物理治療的情形很普遍，這個部位要害很多，如果不慎很容易釀成更嚴重的問題，尤其是年長慢性患者稍微折騰就可能傷到神經或血管。

　　我的很多患者也有做各種拉筋以紓解不適的經驗，由於絕大多數從事醫療或民俗治療只看肌肉骨骼，並不懂神經轉移的特性，因此有很多動作實際上會引起更嚴重的神經症狀。例如：拉斜方肌、壓頭或縮下巴等等，這些拉筋動作好像可

以拉鬆筋骨，但是也有可能拉傷神經或使肌肉麻痺纖維化而壓迫神經。對慢性痛患者，我一律禁止他們那麼操作。

另外一提，因為肩頸不適而去整脊或牽引頸椎也很常見，多數人以為整脊或頸椎牽引沒有副作用，其實外力操作脊椎可能產生嚴重的問題，如肢體麻痺，輕微的副作用是各種神經受傷的症狀。以我見過的案例，像是暈眩、聽力減損、肩臂或手指麻痛並不罕見。

所以，雖然許多人可以從整脊或頸椎牽引的治療得到療效，但是最好謹慎小心。

案例 1 肩頸痛　車禍後造成左肩左臂疼痛，關鍵部位紓解就好了九成

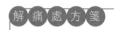

解 痛 處 方 箋

邱先生，45 歲，業務代表

・痛點：左肩頸緊痛、左上臂脹痛
・病灶：頸椎第 1 節到胸椎第 2 節發炎纖維化、頸椎第 6 節壓迫
・運動對策：抬頭挺胸（見第 131 頁）、上肢舉手抬頭（見第 132 頁）

邱先生 45 歲，是個業務代表，平時主要靠機車拜訪客戶。幾年前，一次天雨路滑不慎剎車打滑摔車，頭下腳上的情形

下以左肩著地，影像檢查沒有明顯頭頸的骨折，但是他的左肩頸一直感覺緊繃，轉頭偏右會使頸部疼痛，此外左上臂也一直脹痛未消。

這幾年，他除了物理治療之外，也常接受按摩與針灸，雖然情形已比受傷初期好些，但是仍然造成生活與工作的困擾。

門診時，他身形精壯沒有慢性痛的樣子，但是請他轉頭或舉手，表情就略顯緊繃。經由理學檢查，我發現他的頸椎第 1 節到胸椎第 2 節都有受傷發炎纖維化後的神經肌肉症狀，尤其在頸椎第 6 節上下明顯壓迫神經，造成他左上臂脹痛感。

經過神經紓解治療後，他的上臂脹痛就消失了。後續 3 個月，我陸續將他的各節神經與軟組織做紓解治療，他的不適整體減少九成以上，不再對生活與工作產生影響。

案例 2　頭頸肩痛　勤做肩頸運動讓肩膀更痛，紓解頸與枕骨神經就連頭痛也好了

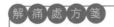

> 解 痛 處 方 箋
>
> **方小姐，47 歲，從事商務工作**
>
> ・**痛點**：左肩痛、左手臂麻、心悸、胸悶、偏頭痛
> ・**病灶**：大、小枕骨神經；頸椎第 5、6、7 節；臂神經叢
> ・**運動對策**：抬頭挺胸（見第 131 頁）、上肢舉手抬頭（見第 132 頁）和冰敷

方小姐 47 歲，從事商務工作。多年來一直有肩頸緊繃的問題，有時休假外出旅遊就好了。

最近工作忙碌，肩頸痠痛越來越嚴重，讓她常想甩甩手、揮揮手。為了加快復原，她在網路上查了好幾個肩頸動作的教學，像是拉斜方肌、手壓頭、縮下巴與甩手等等，並且勤加熱敷，想要改善肩頸的循環。

她認真的做了 2 個星期之後，一天早上她醒來時發現左肩痛到令她心悸胸悶變嚴重，左手臂麻痛同時也舉不起來。

門診時，她右手扶著左手，因為一晃就更痛，我看她額頭冒汗，猜想肌皮神經的支配區（肌皮神經由頸第 5、6、7 節神經纖維組成），有嚴重的疼痛反應。理學檢查時，我發現實際上頸椎第 1 到 7 節與臂神經叢都有病灶，只是頸椎第 5、6 節神經的疼痛反射最嚴重。

給予神經紓解治療後，她感覺肩痛好了大半，手也可以舉起來。與此同時，她明顯感覺左側偏頭痛，我告訴她最痛的地方緩解了，就會開始注意到次痛的地方。再次理學檢查，發現她大小枕骨神經痛明顯，給予治療後她的頭痛也好多了。

我告誡她，神經痛最大的忌諱就是想靠拉鬆或者熱敷改善循環，這樣做會增加神經發炎的嚴重性，我教她動作訓練與冰敷，其他動作請她不要做。經過 3 次治療後，她自覺已經康復。

案例 3 | **頭肩頸痛**

頸肩痠痛、頭痛、失眠，解開深頸部就又可以打球

> 解 痛 處 方 箋
>
> **游先生，78 歲，曾是貿易商**
> ・**痛點**：肩頸痠痛、頭痛、頭昏、口齒不清、舉手困難、腰痠背痛
> ・**病灶**：頸椎右側第 1、2、3 節與深頸處莖突附近
> ・**運動對策**：抬頭挺胸（見第 131 頁）

　　游先生 78 歲，年輕時長年遊走世界各地做貿易，可能因為經常在飛機上坐著睡覺，所以從青壯時期起就常覺得兩側肩頸僵硬痠痛，因此從以前他就一直有每週按摩推拿或物理治療的習慣。目前，最固定做的治療是熱敷、按摩、電刺激與深層超音波理療，此外他也有每週打球運動的習慣。

　　自十餘年前開始，他的肩頸問題越來越嚴重，除了整日頸部深處不停傳來痠痛的感覺，也感覺頭昏腦脹，每天都睡不好，他自覺不但記性越來越差，連講話也變得口齒不清，同時因行動漸遲緩，所以運動也少了，通常只是散步。

　　這幾年他雖然做過很多檢查，知道頸椎有些退化與骨刺，但是他擔心頸椎手術的副作用，並不想接受醫師的開刀建議。

　　來門診時，看他身材略胖，走動緩慢有一點不穩，臉上可

看到眼有血絲表情遲滯，說話中氣不足、咬字緩慢，可以感覺他很努力要把話語清晰表達出來，但是因為口齒實在不清楚，所以不容易很快理解每個字句。

他最難過的是頭頸深處又緊又痛，另外也有頭痛、舉手困難與腰痠背痛等等其他問題，我請他抬頭與轉頭，整體活動度大約只剩六成，而且開口吐舌的動作也顯然有退化。

理學檢查，我發現他的頸椎每一節都有問題，而最嚴重是在右側第 1、2 節與深頸處莖突的附近，顯然是嚴重的深頸部沾黏影響到頸椎活動，干擾頸神經、舌下神經與舌咽神經的功能所產生的症狀。

除了做深頸部的紓解治療之外，我建議他除了按摩之外，不要再做深層超音波理療與熱敷，以免沾黏問題解不開來。

經過 3 個月的逐步治療，他的頭頸痛已經很少了，講話與思考也清楚了，雖然他的頭頸活動度仍有待改進，但是他已經恢復打球與運動。

肩膀痛根源在肩部神經，其支配涵蓋腦神經第 11 對、頸胸腰椎神經群

☑ 肩膀抬不高　　☑ 肩膀痛　　　☑ 肩臂痛

☑ 肩膀轉不開　　☑ 舉手困難

　　近來肩痛或抬手有困難的案例越來越多，在我的觀察中大多數都與上肢活動不足，尤其是過肩的活動太少有關。

　　尤其在 3C 時代，很多人手的動作以滑手機、打電腦為主，如果沒有其他肩上的活動，像是持拍打球的運動就容易發生問題。另外，睡姿習慣側一邊也是一個常見因素。

　　肩部問題在年輕人常與創傷有關，在 40、50 歲以上則以肩上活動不足為主，少數是因為意外受傷。另外，少數案例是因為胸腔內的病因所造成。

　　肩膀痛或肩膀動作有問題的患者，絕大多數會先在骨科與復健科治療，然後是中醫針灸與整復按摩，所以我接觸的案例幾乎都是長期慢性的患者，其中相當比例是因為不想開刀才來我門診。

　　在我接觸的案例中，肩部問題大約可分為抬不高、轉不開等等動作受限的症狀或疼痛這兩大類。多數案例同時有動作受限與疼痛困擾；少數是動作沒問題，但是痛；或者動作

常見肩頸與上肢的神經痛

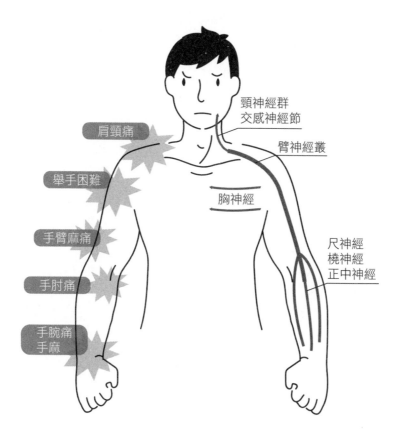

頸神經群
交感神經節

臂神經叢

胸神經

尺神經
橈神經
正中神經

肩頸痛

舉手困難

手臂麻痛

手肘痛

手腕痛
手麻

有問題但是不痛。由此可知,主導痛與動作困難的神經筋肉系統不完全相同。

雖然一般人常用五十肩或肩周炎作為肩問題的診斷,但是肩部的神經支配涵蓋腦神經第 11 對以及來自頸、胸與腰椎的神經群,任何一方發生問題都會影響動作或疼痛。此外,痛久了也會造成上身肢體的運動神經失調,因此慢性患者往往需要校正運動反射鏈的訓練,才能逐步康復。

我遇到肩膀問題的患者我一律要他們勿拉筋、勿熱敷、不要用另一隻手把患側手拉高,因為可能使神經肌肉的問題越來越嚴重。況且,肩關節的活動是所有肢體關節活動中最複雜的。

在我的門診中,許多患者有肩關節注射類固醇的經驗,他們在第 1 次注射後大多好 3 至 6 個月左右,第 2 次注射則紓緩沒多久,到了第 3 次就沒什麼效果,因此才來找我治療。

類固醇的使用存在相當大的風險,因為類固醇會使筋肉退化而達到紓解神經痛與發炎的效果,但是有些人筋肉的退化會造成嚴重纖維化,這麼一來,神經壓迫的症狀會越來越嚴重,以致到第 3 次注射時沒有多大效果,這是因為纖維化嚴重壓迫神經使疼痛變嚴重而範圍也變大。有時一用力,二頭肌或旋轉肌就斷裂,副作用不可小看。

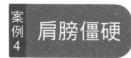

案例 4　肩膀僵硬　勤做復健且肩關節類固醇注射也無效，紓解神經就很少復發

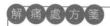
解痛處方箋

周小姐，46 歲，家庭主婦

- **痛點**：左手無法舉高，接受過肩關節類固醇注射
- **病灶**：胸椎與腰椎神經
- **運動對策**：上肢舉手抬頭（見第 132 頁）、上肢向上擊拳（見第 135 頁），建議少滑手機

　　周小姐 46 歲，是位家庭主婦，幾個月前開始覺得起床後穿胸罩時左手有點卡；之後慢慢的，在整理廚房上櫃，發現左手舉高時，難以鉤到櫃門把手。

　　她被診斷為五十肩，做了幾個月的熱敷、電療、爬牆、拉手等等治療，情況未好轉，連洗頭、梳頭髮都有困難。她接受一次肩關節類固醇注射，也只好了 3 個月。

　　門診時，她的左手肘可以抬過水平面，並且勉強摸到頭頂，除了卡並沒有明顯的疼痛。理學檢查中，她的頸神經叢相關神經並不敏感，但是胸椎與腰椎神經各節都有明顯的神經痛點。

　　在給予神經紓解治療後，她的左手雖然還有點卡，但是可以勉強摸到右耳；後續她又接受 2 次治療，左手除了穿胸罩還有點卡，其他動作都正常。經過仔細詢問她的生活習慣，我研判她可能空暇時常以左手拿著手機玩社群，建議她多一些其他活動以減少復發的機會。

案例 5 肩膀痛 — 左肩痛到舉不起來，紓解頸胸腰椎神經，3 個月後好了九成以上

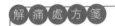
解痛處方箋

羅先生，55 歲，自由業者
- 痛點：左肩痠痛且左手無法上舉超過水平面
- 病灶：頸椎和胸椎，以及腰椎神經支配區
- 運動對策：上肢比讚、上肢向上擊拳，上肢球類投打（見第 134～136 頁）

　　羅先生 55 歲，是個自由業者，常遊山玩水，身體很好。3 年前，他開始覺得左肩痠痛，找按摩師按摩後，紓緩了幾個月，但是左肩卻慢慢舉不起來。由於持續惡化，他接受了局部類固醇注射 2 次，但是效果有限。

　　超音波檢查，他的旋轉肌似乎有問題，因此接受了自體血漿注射。不過，肩部並未好轉，前後接受了 6 次自體血漿注射，不幸他的左手惡化到無法平舉，肩頸疼痛也越來越厲害，有時必須服用類嗎啡才能睡覺。

　　羅先生外表身形矯健、皮膚黝黑，除了面有愁容，很難相信是有嚴重問題的人。我請他舉手，結果他僅能抬高 80 度左右，而且表情痛苦不堪。在理學檢查中，我發現他的頸椎第 1 節以下到腰椎支配區都有明顯的神經痛，需要有相當耐心的治療與配合才能痊癒。

　　經過 3 個月的治療，他舉手的能力已經接近恢復完全，但是肩頸仍然時有緊繃或痠痛的情形，我建議他平時少用電腦，多一些上肢運動才能減少日後復發的可能。

上肢痛根源在頸神經叢、臂神經叢、尺神經、橈神經、正中神經

☑ 手肘痛　☑ 手腕痛　☑ 手指痛

上肢的問題絕大多數與過度使用有關，因此各種專業人士會有其工作特性的症狀，例如廚師與家庭主婦常是右手，小提琴演奏則常是左手，彈奏鋼琴者如果是右撇子則常是右手，髮廊裡依工作類別有的右手有的左手，使用電腦時滑鼠用太多則右手常有僵硬問題，手機使用過度則左側常有問題……。一般非慣用手有問題，則很可能與睡姿壓迫有關。

另外，手肘、手腕與手指的痛風也很常見，很容易被當作退化或受傷，如果風濕免疫學檢查沒問題，即使尿酸值不高也很有可能是痛風，除了尿酸結晶造成痛風痛，焦糖磷酸鈣沉澱也會有類似的疼痛症狀。

上肢疼痛時，最常採用的自理方式大多是拉筋或熱敷，這些方法在各種媒體上都有介紹，有些人這麼依樣畫葫蘆就好轉，但是如果 2 週內沒有痊癒，最好不要再持續做了，因為依我多年的經驗，拉筋與熱敷是延長、加重慢性痛的主要兩大元凶。

拉筋與熱敷表面上可以使筋肉柔軟增加循環，但是在某些人尤其是中高年齡者身上，反而使發炎纖維化變嚴重而增加神經痛的範圍與程度。

我時常遇到患者年輕時這麼做都好好的，但是 40、50 歲後就突然惡化。即使是從事醫療或運動保健行業的人，雖然認識肌肉骨骼系統，若不了解神經系統與神經痛產生的機制而全面鼓勵患者拉筋或熱敷，其實潛藏很多風險，不是人人合適。

我的門診裡，上肢的疼痛患者接受過類固醇注射的比例很高，事實上許多案例是在局部打了幾次類固醇無效才遇到我的。

類固醇的副作用很多，因此適合救急，不宜常用。雖然有的醫師認為只要少量，並且間隔一段時間就好，但是依臨床觀察在中老年案例上仍不容樂觀，因為類固醇會使筋肉弱化，日後容易發生筋肉撕裂的情形，例如肩旋轉肌或二頭肌長腱撕裂，並不罕見。

除非有痛風，否則最佳的處理方式還是冰敷與訓練，訓練的方式需要依疼痛的特性個別施行，否則隨便重訓或甩手，也可能使疼痛加劇。

手肘痛 手肘痛是尺骨痛風、手肘神經痛，經治療後又可以打高爾夫球

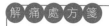

區先生，52 歲

- 痛點：右手肘
- 病灶：尺、橈與正中神經的支配區；最痛是尺骨鷹嘴凸點，屬於痛風現象
- 運動對策：上肢舉手抬頭，上肢翻手（見第132~133頁），痛風飲食控制、恢復正常活動

　　區先生52歲，平時熱愛運動，也很重視養生。幾年前，他在一次高爾夫球運動後，隔天右手肘內側開始疼痛。

　　起初有醫師認為是網球肘或高爾夫球肘，給予一段時間藥物，但是手肘的問題時好時壞，有時半夜隱隱作痛影響睡眠，除了影響運動打球外，他工作寫字時碰到手肘也會痛。

　　在那之後兩年裡，他輾轉看了幾個醫師，雖然看法相似，但是總治不好。後來他實在受不了，就先後接受幾次類固醇與自體血漿的注射治療（利用自己的血液分離出血小板，再把血小板所含的生長因子萃取出來，注射至關節及周圍組織，簡稱PRP），可是每次治療都只好轉了幾週或幾天。

　　區先生來門診時，看來身形中高精壯、精力旺盛，但是右手肘套了一副黑色的護具，與他的外型並不搭襯。我要他與我握手轉腕扳手，我感覺他用力無虞，只是某些角度會有點痛。

理學檢查時，我發現他的尺、橈與正中神經的支配區稍有痛點，但是最痛的地方是尺骨鷹嘴的凸點，這很有可能是痛風的現象。詢問發現，他過去血液尿酸值在5、6左右，並不算高。在我治療了手肘的尺、橈與正中神經的路徑後，他的手肘感覺活動度更好，但是一如所料尺骨凸點的痛點更清晰。

我跟他說，雖然尿酸不高不代表不會痛風，而且根據我的臨床經驗，尿酸不高的痛風常在不典型的位置，所以還是要飲食控制，同時也給他1週口服秋水仙素。

另外，也交代他不要冰敷也不要熱敷。2週之後他回診時，雖然還有一個點碰到會痛，但是打球大致沒問題。

案例7 上肢痛　手指脹痛變形很久了，紓解神經、注意飲食，再度可以彈琴

解 痛 處 方 箋

石女士，66歲，資深鋼琴老師
- **痛點**：手指脹痛變形、手腕痠痛
- **病灶**：右頸肩、手腕神經痛、兩手指節痛風
- **運動對策**：上肢舉手抬頭、上肢翻手（見第132~133頁）、上肢豎掌（見第139頁）、跑步（見第154頁），痛風飲食控制、恢復鋼琴彈奏

石女士66歲，是位資深鋼琴老師，雖然從小就有天分也熱愛音樂，但是和許多音樂演奏家一樣，自年輕時就偶爾有

手腕痛、手指僵的情形。

年輕時通常休息幾天就好了，但是自 40 歲左右以後，她覺得累積的傷痛無法靠休息或物理治療解決，因此她平時自我練習時減少了困難的曲目，而專業以伴奏與教學為主。

不幸的是，她的兩手傷痛並未止步，漸漸的雙手有幾隻手指在彈奏時會引起疼痛，而且張開彈八度時不但困難且痠痛。此外，手腕有時在睡覺時也會隱隱作痛，同時手指關節時常脹痛，並且隨歲月慢慢變形。

雖然這 10、20 年來，她也不時在國內外尋訪名醫，接受各種治療甚至開過刀，但是病情依然不停惡化。因為彈奏時的抽痛難耐，因此只好以電子琴取代鋼琴彈奏，這樣的演變令她不時有放棄音樂的想法。

門診時，她滿臉哀愁是典型的慢性痛表情，我看她兩隻手臂到手掌都包得緊緊的，可見吹到風也會痛。理學檢查發現她的右頸肩有許多痛點，所以常有偏頭痛與肩頸緊繃，她的雙手有數不清的神經痛點，手腕尺骨有不自然凸出，另外兩手的手指的指節有數處已經變形彎曲，兩手手指全部無法自由活動也無法完全張開，尤其是右手的第 4、5 指最嚴重。在我的經驗中，這是右撇子鋼琴家最大的軟肋。

我告訴她，她的手指關節有痛風的嫌疑，因此需要注意飲食，並且避免熱敷與冰敷，其他部分只要耐心治療可以痊癒，並且請她盡早恢復彈奏以免退化。

最後，我要求她要進行跑步的訓練，以增進體能加速恢復。經過 3 個月的細心治療，對談時她的表情顯現光彩，可以恢復鋼琴彈奏。經過一年的治療後，她的彈奏表現感覺恢復九成以上。

案例 8　上肢痛　手指僵硬放棄拉小提琴，紓解頸肩臂腕指節痛點，又可以演奏了

> 解 痛 處 方 箋
>
> 陳小姐，22 歲，音樂系主修小提琴的學生
> ・痛點：左肩頸緊繃，合併左手第 3、4、5 指僵硬顫抖
> ・病灶：頸椎第 1、2 及 7、8 節；肩頸斜方肌、尺神經
> ・運動對策：上肢豎掌（見第 139 頁）、跑步（見第 154 頁）、爬山

陳小姐 22 歲，是音樂系主修小提琴的學生，她的問題是左肩頸緊繃，合併左手第 3、4、5 指僵硬，而且用力時會不自覺顫抖，因此她在控制琴弦方面發生困難，從而無法演奏複雜的段落。

她在頸椎方面的影像檢查，除了頸椎曲度不好，沒有發現其他異樣，在神經學的檢查腦部影像正常而神經傳導也正常。

醫師給她的診斷是周邊神經病變，可能需要放棄演奏一段

時間，此外並沒有明確的治療方針。有一段時間，她尋求各種物理與民俗治療，但是沒有明顯改善，這樣的情況令她感到挫折與徬徨，不知道未來前途要如何規劃。

門診時，我看她皮膚白皙、外型纖細、頸部修長、雙肩前落、肩胛骨凸出也有些駝背，是很典型的清瘦女小提琴手身形，不用檢查就可以預判她應該也有脊柱側彎的問題。

我請她帶她的琴來拉奏一段，可以看出來左手指，尤其是第4指明顯在壓弦時顯得顫抖，理學檢查中她的手掌張開度也不好，尺神經明顯有幾個壓痛點，肩頸處除了斜方肌有明顯大片痛點，在頸椎第1、2節與第7、8節也有明顯神經壓迫，同時頸神經叢的匯集處也有問題。

第一次治療我把重點放在尺神經與臂神經叢的紓解治療，治療後我請她試著演奏一段，她的手指已經不再抖動。治療之外，我也請她修改一下演奏的姿態以減少不當用力。另外，我要求她日後不要做肩頸與手臂的拉筋與熱敷以減少傷害的擴大，同時建議她試著加上爬山、跑步的訓練，以增強身體素質減少受傷。

後續兩次治療後，我看到她的眉目與嘴角開始有些許笑容，而她自覺已經可以繼續她的演奏之路了。

CH 4

胸背腹痛影響工作、
生活，讓人生變灰暗

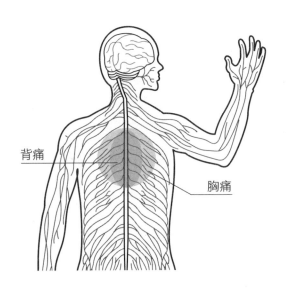

背痛

胸痛

常見的背痛、胸腹痛與其神經分布圖

背痛案例	胸腹痛案例
1（見第 69 頁）	4（見第 73 頁）
2（見第 70 頁）	5（見第 75 頁）
3（見第 71 頁）	6（見第 76 頁）

胸背腹痛根源在頸神經、胸神經

☑ 運動傷害　　☑ 上背膏肓痛

☑ 姿勢不良　　☑ 外傷

在我的門診中，背痛患者約占一至二成，女性較多，以上背膏肓的位置最常見。

引起背痛的原因除了各種病理因素，姿勢性問題引起的神經移轉痛所占比例最高，偶爾也見意外傷害或運動傷害的案例。

雖然大多數的案例以背痛為主，但是病灶並不一定在脊椎的近端，因此脊椎部位的神經阻斷或神經手術效果與預後難測。

在脊椎關節上，我都是使用非藥物的大容積注射來紓解神經疼痛，雖然不見得馬上痊癒，但是副作用很小可以多治療幾次改善受傷的區域，至於神經移轉痛需要仔細評估神經位置的疼痛反射，只要確定通常迅速復原恢復正常。

常見胸神經造成的神經痛

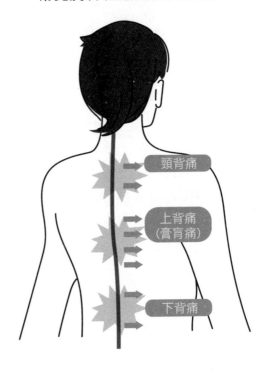

頸背痛

上背痛
(膏肓痛)

下背痛

案例 1 背痛 右肩胛痛的職業病，紓解頸胸神經、常活動胸脊椎，上背不痛了

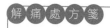

王小姐，32 歲，美髮師

· **痛點**：右上背肩胛骨附近
· **病灶**：頸椎第 7 節到胸椎第 5 節
· **運動對策**：上肢舉手抬頭（見第132頁）、上肢單手啞鈴（見第137頁）

王小姐 32 歲是美髮師，客人多時要忙一整天。兩年前她開始覺得在右上背肩胛骨附近，也就是俗稱膏肓的位置有些痠痛。

醫師說，她是筋膜發炎，給她消炎鎮痛藥，但是時好時壞。她開始到處尋求治療，試了各種物理治療、針灸，還是無法根治。近年來，上背痛無時無刻令她難安，尤其是一躺下來就痛，使她失眠，也連帶影響工作時的精神。

門診理學檢查中，她的頸椎第 7 節到胸椎第 5 節都有神經痛的反應，因為範圍廣，所以分次給予神經紓解治療，第 1 次治療後她就可以平躺安睡，3 次之後平時也不感覺上背痛了。

除了治療以外，我也教她平時常常把手舉高以活動頸椎與胸椎，減少日後復發的機會。

案例 2 **背痛**

上班族下背痛，原來是胸椎神經移轉痛，減少胸椎壓迫遠離背痛

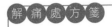

吳先生，45 歲，法商界人士

- **痛點**：左下背痛
- **病灶**：胸椎第 9 到 11 節呈現神經移轉痛
- **運動對策**：上肢舉手抬頭（見第 132 頁），建議打羽球、投籃球等以活動胸椎（見第 155 頁）

吳先生 45 歲，是法商界的人士，需要長時間使用電腦寫稿擬計畫，3 年來他常覺得左下背痛，在工作或開會中會隱隱作痛而需要隨時服用止痛藥，非常影響工作與生活品質。

他做了幾次全身健康檢查，腎臟、胰臟與胸椎的檢查，結果都正常，後來他在疼痛科接受神經阻斷治療，但是只好了幾天又復痛。

吳先生身高約 175 公分，體重只有 54 公斤，身形偏瘦而略駝背。他來我的門診經理學檢查後，發現胸椎第 9 到 11 節呈現神經移轉痛，經過神經紓解治療 2 次後他的背痛幾乎好了。

除了治療，我建議他平時需要有上肢的運動，如羽球、籃球以活動胸椎，減少神經的壓迫。

案例3 背痛 打高爾夫球造成背痛，紓解關鍵神經，養成跑步習慣來保養脊椎

解 痛 處 方 箋

余先生，52 歲，公司主管

· **痛點**：背部緊繃、前胸刺痛
· **病灶**：胸椎第 8、9、10 節脊椎面關節有明顯壓痛
· **運動對策**：養成跑步的習慣，保養脊椎

余先生 52 歲，是公司主管，過去假日以打高爾夫球為主要休閒，幾年前幾次不當擊球後，他感覺背部時常緊繃，有時也感覺前胸刺痛，影像檢查並未有明顯病兆，心血管的篩檢也未有異常。

他每週接受推拿按摩與針灸，雖然可以短暫稍微緩解疼痛，但是工作時仍經常感覺悶痛不適，躺下睡覺也宛如芒刺在背而難以安睡。

門診時，我看他的外型健壯卻愁容滿面，理學檢查時，發現胸椎第 8、9、10 節脊椎面關節有明顯壓痛，另外脊椎神經也有數處移轉痛。

經過 6 次面關節高容積注射與神經紓解注射後，他的疼痛減少到一成左右，工作與休息都進入正常狀態。我建議他養成跑步的習慣，作為保養脊椎，以減少僵固現象。

胸腹痛根源在頸神經、胸神經、腰神經

☑ 胸悶　　☑ 呼吸短淺　　☑ 呼吸控制鏈有問題
☑ 疱疹　　☑ 腹部手術

　　胸悶的症狀很常見，而且各年齡層都有。通常遇到這樣的情形持續時，都會看心血管或胸腔科；如果沒問題，常被當作是心理因素引起的胸悶。

　　眾所不知的是，其實大多數的胸悶是呼吸控制鏈有問題的症狀。呼吸時，除了橫膈與頸椎神經第 3、4、5 節之外，還需要頸胸腹腰的配合，任何一個環節出問題，都會影響呼吸的感覺。

　　臨床上，我接過不少呼吸控制問題被當作心理問題處理的案例，其中有幾個學生因此休學退學或尋短。如果是成人則可能朝冠心病檢查，然而心血管的檢查可能只是正常或輕微阻塞，並不能清楚解釋他們的症狀。

　　依我的觀察，多數的案例是因為運動不足導致呼吸效率不好，但是有的運動似乎會影響呼吸控制而產生胸悶不適的情形，例如久騎自行車與重訓。這類患者常苦於明明就不舒服，旁人卻硬栽他／她是想太多，而有無人能懂的鬱悶。

　　呼吸控制鏈的治療重點是在大片的神經中找出數個關聯的節點，有時需要分層治療才能完全。治療後的預後很好，多年下來我很少遇到再犯的案例。

神經性的腹痛並不常見，多數是疱疹後或腹部手術後的神經痛，不明原因的腹痛，首先要排除腹內各器官的疾病。疱疹的神經痛則須依神經支配的皮節來判斷走勢給予治療，在腹部通常深淺不易掌握，所以常需要多次的治療。

　　手術後的腹痛可能是疤痕直接壓迫，或間接組織張力壓迫，或兩者兼有，治療的方式也是將受壓迫的神經從中紓解開來。

案例 4 胸腹痛 認真運動落到連醫師也無解，紓解胸腰椎、自律神經就痊癒了

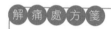

解　痛　處　方　箋

曾先生，48 歲，公務員

- 痛點：胸悶、呼吸不順、自律神經失調
- 病灶：胸椎第 3、4、7、8 節與腰椎第 1 節神經；胸部與腹部的呼吸輔助神經與肌肉不協調
- 運動對策：反射式自然腹式呼吸（見第 153 頁）

　　曾先生 48 歲，是一名公務員，他自學生時代就愛好運動，跑步、騎車、打球樣樣都行。近年來，他跟著流行，假日以騎自行車與打網球為主要運動。

　　兩年前，他在運動後幾天出現時有胸悶、呼吸不順的狀

況，做過幾次心血管與胸腔的檢查，都沒有發現異常。有些醫師認為他是過度運動，或工作壓力大，自律神經失調所引起的不適。所以他開始減少運動，也試著坐禪等類似活動以減少身心壓力，但是胸悶呼吸不順的情形並未改善，甚至連睡覺都不太安穩。

朋友介紹他去學腹式呼吸，希望可以解決呼吸不順的問題，但是幾個月下來，即使他認真練習，也沒有多大幫助。

門診時，他身材精練，一看就是身手矯健的樣子，但是表情落寞，話語中充滿無奈。原來長年來，他一直以健康形象自居，沒想到認真運動竟會落到連醫師也無解的窘態。等他就座略做休息後，我檢查他的心跳約 70 幾下，以他的運動量，這樣的數據並不及格（編按：經常運動者，平常的心跳應該都低於每分鐘 70 下），顯然有交感神經過度興奮的問題。

我請他做呼吸測試，他的最大吸氣感覺只有六成，顯然他的呼吸控制鏈（含頸部、橫膈膜神經與胸腰神經）有問題。理學檢查時，我發現他的胸椎第 3、4、7、8 節與腰椎第 1 節神經明顯有痛點，顯然他的胸部與腹部的呼吸輔助神經與肌肉並不協調，這樣的情形在長途騎自行車的好手中偶然可見。

除了給予相關呼吸神經的紓解治療之外，我也幫他做神經調節治療，以緩解自律神經失調的現象。此外，我建議他避免長途騎自行車，以免症狀再犯，同時也教他反射式自然腹式呼吸訓練取代腹式呼吸。經過 3 次治療之後他已痊癒。

案例
5 胸腹痛 多年來的上腹痛，原來跟腸胃沒關係，做了神經紓解就解決了

解 痛 處 方 箋

湯女士，59 歲
- **痛點**：上腹痛
- **病灶**：胸椎神經第 7、8、9、10 節
- **運動對策**：正常活動即可

　　湯女士 59 歲，十多年來一直感到上腹痛，遍訪腸胃專家，除了做放射影像檢查之外，也做過十餘次詳細的消化道內視鏡檢查，結果都正常，但痛感明明都在。

　　來我門診時，看她身材乾瘦，神情緊張，急著想把多年的求醫經驗與我說清楚，只是門診時間有限，實在沒辦法讓她自由發揮。其實同樣的醫學檢查實在不需要一直重複，花錢又增加不舒服。畢竟，醫學檢查不是萬能，有很多的症狀是神經反應造成，檢查不出來，即使剛好查出病來，與疼痛症狀多半無關。

　　理學檢查結果，與我的預期差不多，她的胸椎神經第 7、8、9、10 節有痛點，也就是腹部。起初，她不願意沒有經過先進的檢查就要接受治療，經過我的說明，她才心不甘情不願的接受。

　　第 1 次神經紓解治療只針對第 7、8 節胸椎神經，因為效果不錯，她又接連接受 2 次治療，從而解決了她多年上腹痛的問題。

案例 6	胸腹痛	胸悶、呼吸不順、失眠,紓解胸神經、呼吸鏈,重新找回自信

解 痛 處 方 箋

黃小姐,18歲,學生
- **痛點**:胸悶、呼吸不順、失眠、情緒不穩
- **病灶**:胸椎神經第3、4、9、10節;腰椎神經;呼吸控制鏈。
  運動對策:上肢舉手抬頭(見第132頁)、跑步(見第154頁)

黃小姐,18歲,是個高三學生。高一下學期就偶有胸悶的困擾,到了高二,胸悶與呼吸不順的情形越來越常發生。

在醫院接受心血管與胸腔檢查都正常,因此家人與醫師都認為是功課壓力過大使然,而轉由精神科繼續追蹤治療。

雖然經過一系列心理輔導與治療,但她的情形並未好轉,有時上課半途會因為感覺吸不到氣而需要到護理室休息。同時,她晚上睡覺時也漸漸覺得胸口有大石壓迫而難以安睡,有時甚至莫名其妙想哭。

由於失眠與情緒不穩的情形浮現,在醫師的建議下,她開始服用抗憂鬱藥與助眠劑,暫時緩解了她的失眠、情緒障礙與胸悶。

她的症狀在服用藥物下雖然控制住,但是到了高三,發現自己明顯跟不上緊湊的課業,包括記性變差,應付不了頻繁

的考試；甚至老師檢討考卷時，她竟然聽不太懂。就這樣，她的壓力與過去的症狀疊加在一起，有一天下課後，她割腕自殺。

來門診時，外型清秀的她，兩眼呆滯、面無表情，回答問診總是遲疑許久，檢查她的心跳大約都在每分鐘 100 下左右。根據我的經驗，這樣的案例大多是呼吸控制不順而被當作心理有問題處理。我請她做呼吸測試，她的換氣量自覺只有六成，顯然呼吸控制鏈有問題。

理學檢查時，我發現她的胸椎神經第 3、4、9、10 節與腰椎的腹部控制有明顯的神經痛。給予呼吸鏈的紓解治療與神經調節治療後，她表示呼吸舒暢了，神情也放鬆多了。

後續治療包括藥物戒斷與跑步訓練，3 週後她已經可以專心上課，也開始可以花時間追前面落後的科目。6 週後最後一次治療時，我看她穿著亮麗，同時臉上露出自信與笑容。

同時我也教她練習舉手抬頭以活絡胸神經，並且請她練習跑步以紓解自律神經失調的情形（請見《自律神經失調：冷處理、抗發炎》）。

CH 5

腰臀痛常久戴護具，
會變得更加好不了

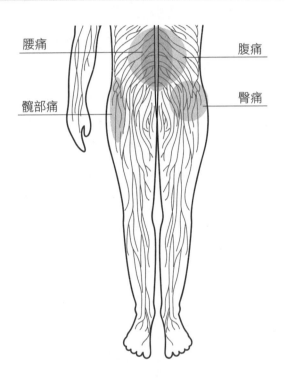

腰痛

腹痛

髖部痛

臀痛

常見的臀腰痛與其神經分布圖

腰臀痛案例

1（見第 83 頁） 4（見第 87 頁）
2（見第 84 頁） 5（見第 89 頁）
3（見第 86 頁）

腰臀痛根源在腰椎神經、薦椎神經、腰骶神經叢、臀皮神經、胯下腹神經

☑ 腰痛　　☑ 坐骨神經痛
☑ 臀痛　　☑ 活動不足

　　腰痛是很常見的健康問題，隨著年齡的增長，發生腰痛的次數會越多，且時間會越久。

　　以我的經驗，腰痛發生的原因多數是活動不足產生的；當然也有少數是意外傷害與其他脊椎因素。所以我治療的患者，無論年齡與狀況，都以能走到能跑為目標，事實上很多醫學研究也指出大部分的腰痛只要多活動就會好轉。

　　活動不足產生腰痛的例證，普遍在久坐的人士身上，坊間的說法以為，坐姿不良使脊椎骨盆歪斜，認為矯正脊椎骨盆或護腰就可以解決問題，這樣的看法是腰痛治腰的膚淺認知。所有腰椎神經、薦椎神經的周邊神經分支受到刺激都可能會產生腰痛的感覺。簡單的說，大部分的腰痛源於腰以外的部位，所以把注意力只放在腰上，不僅事倍功半，更可能越弄越糟。

　　對於需要久坐者，我都建議考慮坐無靠背的椅子，因為沒那麼舒適，自然不會忘了動一動，腰痛也就少一些。

常見引起腰痛的神經群

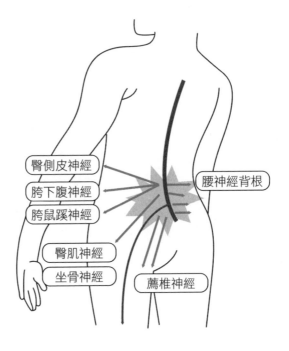

臀側皮神經

胯下腹神經

胯鼠蹊神經

臀肌神經

坐骨神經

腰神經背根

薦椎神經

多數的腰痛患者都有過求助各種正統與民俗的治療，這些治療的思路幾乎都是尋求將肌肉、骨骼、脊椎或骨盆，拉正、固定或拉鬆，以解決疼痛問題。雖然多數人可以得到暫時緩解甚至乍看痊癒，但眾所不知的是，體質柔軟的人或許不容易發生問題；大多數體質容易發炎或僵硬的人，很可能越拉神經肌肉受傷越嚴重，所以我所接觸的患者都被我禁止拉筋之類的動作。

可能因為腰痛的人太多了，現在戴護腰也像是全民運動。大家使用護腰就以為戴越久越好，殊不知腰束住時，軀幹的神經肌肉會受壓迫，時間一久就會產生退化性的變化，使發生神經痛的地方更多。

有時患者還以為是因為之前買的護腰無效，才會又痛了，於是經常更換；其實，使用過度反而造成腰痠無解。除非急性創傷或手術需要，否則長期使用好比是飲鴆止渴。

因為腰痛而時常熱敷或泡澡的人也不少，這麼做雖然短期得以紓緩，但是長期下來累積的發炎一旦發作，可以令人痛不欲生。關於熱敷或泡澡不宜的內容，在我的《自律神經失調：冷處理、抗發炎》一書有詳細介紹。

在我的門診裡，腰臀痛的患者占了一半，其中腰椎手術後疼痛的患者約兩成；而手術的次數，據患者所言，大刀多達五次，小刀多達十餘次。殊不知，疼痛最常見問題並不在手術區，而是周邊神經痛，範圍涵蓋腰椎與薦椎神經直接的分

支，或腰骶神經叢以下的分支，所產生的腰痛都可以遇到。

一般人遇到腰痛，以為就是坐骨神經、椎間盤突出或骨盆歪斜所產生，其實這些只是全部可能因素中的一小部分。事實上，腰臀部位的神經分布密密麻麻，每一條受刺激時都可能轉移到腰部，往往害你誤以為腰部有問題而用放大鏡去看不舒服的部位。

我時常遇到患者帶著 X 光片，甚至一袋子光碟片，希望我幫他把片子看清楚，其實影像檢查只能看出嚴重的問題；至於招惹疼痛的絕大部分的問題，根本無法從影像看出來，過度解讀反而容易誤導治療的方向。此外，軟組織的張力與壓力所造成的神經症狀有時很嚴重，但是在影像中毫無線索。

我在治療腰椎手術後疼痛的患者時，很少需要影像的輔助，因為只要熟悉神經血管與肌肉的分布已經很夠用了。所以，我認為除了少數的情況需要影像檢查才能看清楚，大多數的情況下，臨床症狀的研判比影像檢查更重要。

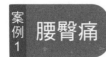 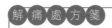 右下腰劇痛，抗拒做腰椎手術，採取紓解後，腰痛不再纏身

解痛處方箋

袁先生，55 歲，公職人員

- **痛點**：右臀部到大腿會有痠痛，有時走路無力；起身困難、腰挺不直也彎不下去
- **病灶**：右側坐骨神經與上臀神經；腰椎第 5 節與腰骶部位
- **運動對策**：腰臀屈膝上擺手（見第 146 頁）、跑步（見第 154 頁）

袁先生 55 歲，是個公職人員，年輕時喜愛激烈的運動，也常有運動傷害的經驗。進入職場後，他還是一直保持運動的習慣，只是這幾年上了年紀又工作繁忙，所以就少運動了。

幾個月前，他覺得右臀部到大腿會有痠痛，有時走路時會使不上力，雖然經過按摩治療會好一點，但是也只好個幾天。因為無法擺脫不舒服的感覺，所以他開始懶得運動，頂多四處散步。

有一天早上，他想起床時，突然感到右下腰劇痛使他起身困難，只能非常緩慢的起來，而起身後更是腰挺不直，也彎不下去。

在醫院的影像檢查裡，他的腰椎稍有滑脫與疑似椎間盤突出。經過幾個月的物理治療，他的狀況並未明顯改善，即使如此，他也不願接受手術治療。

他來門診時，看來體型依然健壯，但是一手插著腰、走路遲緩，面有難色，要坐下也需要扶著桌子。理學檢查時，我發現他有明顯的右側坐骨神經與上臀神經的疼痛，此外腰椎第 5 節與腰骶部位也有問題，這樣的情形符合過去他運動受傷的歷史，這些舊傷問題在上了年紀少運動後突然發作的情形並不少見。

我給他的坐骨神經群分批做紓解治療，同時也針對腰椎第 5 節右側做大容積的紓解注射。第 1 次治療後他坐骨神經紓緩不少，步伐比較正常，腰的疼痛則隨著治療次數逐漸緩解。

除了治療，我建議他建立跑步的習慣，2 個月後他的腰痛已無大礙。

案例 2 **腰臀痛** 動過多次腰椎手術仍腰痛腳麻，紓解行走神經可以走、可以跑了

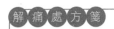

賴先生，52 歲，經營者

・**痛點**：做過 3 次腰椎手術，情形越來越糟，除了腰痛、腳麻、不良於行之外，再加上小便失禁、大便困難，由於醫師懷疑他有馬尾壓迫的情形，他陸續又接受了 10 餘次的減壓手術。

・**病灶**：腰椎、薦椎神經群

・**運動對策**：無輔助起身或坐下、輔助行走協調訓練、輔助跑步訓練，讓他先練走、再練跑（見第 142~145 頁），下肢擺手起膝（見第 147 頁）

賴先生 52 歲，年輕時經過幾年的辛勤努力，好不容易建立了自己的事業，但是由於工作繁忙，應酬多而疏忽健康。幾年前，他發生了腰痛的問題，雖然經過民俗療法與物理治療，但是沒有復原。

　　醫院做的影像檢查，認為他的腰椎第 4、5 節有骨刺與椎間盤突出，因此他接受了微創手術。不幸的是，術後他的腰痛問題並未解決，同時發生腳麻的情形，於是他接受了第 2 次手術。然後，同樣結果使他又接受第 3 次腰椎手術。

　　手術後，他的情形越來越糟，除了腰痛、腳麻、不良於行之外、再加上小便失禁、大便困難，由於醫師懷疑他有馬尾壓迫（薦椎神經群）的情形，他陸續又接受了十餘次的減壓手術。儘管他散盡家產治療他的腰，但是老天爺好像跟他過不去，使他每況愈下。

　　來門診時，看他拄著拐杖，一跛一跛就診，兩眼血絲，滿臉哀愁，他帶了一大袋過去檢查的影像與病歷副本，慢慢訴說他悲慘的經歷與現在的苦痛。

　　理學檢查前，他先把一套高檔的護腰卸下，我發現他的腰椎與薦椎神經群幾乎都有問題。我給他的目標是先練走、再練跑，然後排便困難與小便失禁的情況才能改善。

　　第一次治療時，他是穿著尿布，我把控制行走的主要神經鏈結先紓解開來，然後教他起身與起腳的動作，請他盡可能不要戴護腰。

治療 3 個月後，他已經可以跑步而不需要尿布；經過半年的耐心治療，他進步到可以跑到 3000 公尺，腳麻也很少了，只有小便時會有痠痛的困擾。

他問我要注意什麼，我告訴他，他的人生決定於跑步的能力，要更好就得跑更遠。

案例 3 腰臀痛 躺在床上運動卻讓腰臀痛越來越糟，紓解腰臀背胯神經後，健康免開刀

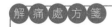

解 痛 處 方 箋

趙先生，87 歲

- **痛點**：腰臀痠痛；腰椎第 3、4、5 節骨刺與退化
- **病灶**：胯下腹神經、胯鼠蹊神經、臀皮神經、臀上神經與薦椎神經
- **運動對策**：無輔助起身或坐下、輔助行走協調訓練、輔助跑步訓練（見第 142~145 頁）

趙先生 87 歲，他年事已高，行動不便，筋骨也不靈活，全身上下有時這邊痠、有時那邊痛。他雖然有高血壓與糖尿病，但是都在控制中。勤於保養身體的他，每天早晨起床前，都會躺在床上活動筋骨與拉腳筋。

最近幾個月來，他感到腰臀的痠痛越來越嚴重，不但白天走點路就撐不住，連晚上睡覺也不安穩，所以他無時無刻都貼藥布，但是也只是緩和一下。

雖然醫院的檢查發現腰椎第 3、4、5 節有骨刺與退化，但是家人考慮他年事已高，所以拒絕手術的建議。

來門診時，看他身材高瘦、略為駝背，在家人的陪伴下，拄著拐杖緩步走來，然後手扶著桌面慢慢坐下，他臉色灰暗，面無表情，說起話來中氣虛弱，語音抖動。

在理學檢查前，他先把護腰卸下，我發現他的胯下腹神經、腹鼠蹊神經、臀皮神經、上臀神經與薦椎神經背根部位明顯有疼痛反射，顯然與他行動不便而長時間在床上運動有關。

我請他放棄在床上運動與拉筋的習慣，早上起床後儘量不要戴護腰，同時以一天多次短時間的蹲、站、行走作為基本運動。

經過 2 個月的神經紓解治療，他的痠痛好多了，除了行動自如外，也可以在家原地小跑鍛鍊身體。

案例 4 腰臀痛 改坐人體工學椅還是腰背痛，原來是腰臀神經做怪，多動才是上策

解 痛 處 方 箋

孫小姐，32 歲，軟體工程師
- **痛點**：腰痠背痛
- **病灶**：薦椎神經、坐骨神經、臀皮神經群
- **運動對策**：腰臀屈膝上擺手（見第 146 頁）、跑跳運動（見第 154~155 頁）

孫小姐 32 歲，是位軟體工程師，每天坐在電腦前的時間很久，忙起來還會錯過吃飯的時間。她除了工作，其餘的休息時間不是吃飯就是睡覺。

　　她長時間工作下來容易腰痠背痛，以為是坐椅不好，所以時常找合適的辦公椅。前 2 個月她才換了一張高價的人體工學椅，但是坐了幾天又開始腰痠背痛，即使不時去按摩來紓緩一下，也頂多只舒服半天。

　　來門診時，看她的身材略胖、穿著隨意、頭髮也有點亂，檢查起來除了薦椎神經與坐骨神經之外，臀皮神經群引起的腰痛最嚴重，這也是常見上班族腰痛的型態之一。

　　我除了給予神經紓解治療緩解她的腰痛之外，並建議她避免坐太好的座椅，而且最好是沒有椅背。同時要養成小跑的習慣，這樣她的腰痛才不會越來越嚴重。為了解除她滿臉的訝異，我跟她解釋，因為越貴越好的座椅會使人因為太舒服而懶得動。但是，因為少動所產生的腰痛，除了多動之外，是無藥可醫的。

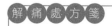

案例 5　腰臀痛

開貨車腰臀痠痛動手術，紓解神經且練跑，又能正常工作

解痛處方箋

呂先生，47 歲，貨車司機

・**痛點**：腰臀痛、做過腰椎椎間盤突出手術
・**病灶**：胯下腹、胯鼠蹊與臀皮神經群；坐骨神經經過的路徑
・**運動對策**：下肢擺手起膝（見第 147 頁）、練習慢跑

呂先生 47 歲，是個貨車司機，十幾年來他除了開車還要卸貨。最近漸漸感到每回下車搬貨，便腰痠到挺不直，開車時臀部也痠痛到坐不住，有時要下車時也會僵在座位上幾分鐘，才能慢慢離開駕駛座。

平時他除了按摩之外，有時還會去做腰椎牽引；如果還是不行，就去診所打一針類固醇，雖然他知道有副作用，但是為了家計，也覺得別無對策。

2 年前，他實在痛得不能再開車送貨，連打類固醇也沒什麼效，由於在醫院的影像檢查發現他的腰椎第 4、5 節有椎間盤突出，所以他花費大半積蓄去做手術，希望可以徹底解決問題，恢復工作。

不幸的是，雖然從影像檢查看來手術算是成功，但是術後經過半年的復健，仍然腰痛、行動困難，導致無法工作，此外兩腳趾頭也有些許麻木的感覺。

雖然有些醫師認為，如果症狀惡化可以再手術將神經周圍清乾淨，但是他的經濟情況不好，無法再負擔手術費用。

　　呂先生來門診時，看起來皮膚黝黑、身材精壯、但是表情緊張落寞，走起路來彎腰駝背、動作緩慢，要坐下來時也需要扶著桌子才慢慢坐下。理學檢查時，他的胯下腹、胯鼠蹊與臀皮神經群明顯疼痛，此外坐骨神經經過的路徑也都是痛點。

　　初次治療後，他的腰痛紓緩一些，行動也比較俐落，後續的治療包括手術疤痕部位的紓解注射。除了治療之外，我要求他在家練習慢跑，經過 3 個月的治療與努力，他回到本業工作，雖然身體的活動力已不再年輕，但是開車送貨並無大礙。

CH 6

遠離大腿鼠蹊與膝痛，
找回行動力才是王道！

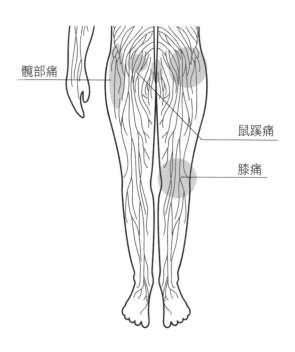

髖部痛

鼠蹊痛

膝痛

常見的大腿鼠蹊痛、膝痛與其神經分布圖

大腿鼠蹊痛案例
1（見第 93 頁）
2（見第 94 頁）

膝痛案例
3（見第 103 頁）
4（見第 104 頁）
5（見第 105 頁）

大腿鼠蹊痛根源在閉孔神經、股神經、隱神經、臀肌神經、臀外側皮神經

☑ 平衡感變差　　☑ 鼠蹊痛　　☑ 大腿內側麻痛
☑ 容易摔倒　　　☑ 扭傷

　　臀腿交界區的神經位於下肢與腰椎薦椎中途，發生神經痛的機會很高，但是由於神經傳導的特性常常會表現為腰部或腿部的症狀，這些症狀可能是痛或麻，甚至是容易摔倒、扭傷或平衡感不好。通常這個部位的症狀會以髖關節為核心做為檢查的重點，但是多數是神經痛的現象，運動或不運動都會在這部位產生類似的症狀，即使打坐或瑜伽也會有因為盤腿壓腿的姿勢，產生筋骨神經症狀的情形。

　　這類患者我通常會建議勿拉筋、盤腿或熱敷，也建議持續爬山、跑步，雖然運動者也會有發生問題的可能，但是通常局限於小區域，而且容易治療好；相反的，不運動的人日後可能發生很嚴重的神經痛。

　　很多人以為，老了走不動，坐輪椅也無所謂，其實坐輪椅後一旦發生臀腿少活動的神經痛，那是連嗎啡都不太有效的。有時我會遇到年長患者，因為服用止痛藥外加抗癲癇與抗憂鬱等等藥物還無法控制，才到我門診，這樣的患者預後通常很差，因為不活動無法解決神經痛，但是藥物的戒斷問題又常使他們站不起來，這樣的死結，沒有過人的決心與毅力很難打開。

案例 1	大腿鼠蹊痛	長跑到膝痛，紓解關鍵神經、不再壓筋，又可以繼續向前跑

解痛處方箋

劉先生，53 歲，公務人員

· **痛點**：右側鼠蹊與大腿內側、右膝外側
· **病灶**：閉孔神經；右臀外側的上臀皮神經
· **運動對策**：下肢屈膝揮腿（見第 150 頁）、輔助跑步訓練
（見第 145 頁）

　　劉先生 53 歲，是一名公務人員，多年來他一直有長跑的習慣，參加多次馬拉松路跑，跑步前都嚴格執行拉筋與熱身操，但是這兩年來，每回長跑後感覺右側鼠蹊與大腿內側隱隱作痛，認真接受按摩也無法根治。

　　此外，近來他的膝關節外側開始覺得略為脹痛，膝關節影像檢查中只顯示輕度退化，與疼痛並無明確的因果關係。於是，他放棄跑步改為快走，但是大腿內側依然不時悶痛。

　　門診時，他身材高瘦，肌肉線條明顯，符合長距離運動訓練的樣貌。在理學檢查中，明顯有閉孔神經痛（請見 95 頁示意圖），此外右臀外側的上臀皮神經也有明顯的疼痛。

　　針對這些部位做幾次神經紓解治療後，他的鼠蹊與膝關節不再有明顯疼痛。

我請他繼續長跑以檢驗恢復的情形，由於慢跑就等於是熱身了，因此要求在跑步前即使熱身，也不要做壓筋動作（容易傷害神經與軟組織，詳見第三部）。然後，經過幾番測試驗證，他已經接近完全康復。

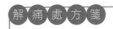滑倒傷及大腿鼠蹊，紓解閉孔神經和手術疤痕，能走又能跑

解 痛 處 方 箋

林先生，68 歲
- **痛點**：鼠蹊部疼痛
- **病灶**：閉孔神經
- **運動治療對策**：下肢屈膝揮腿（見第 150 頁）、輔助跑步訓練（見第 145 頁）

林先生 68 歲，3 個月前因為走路時在濕的地面滑跤，右大腿拉開造成鼠蹊部疼痛，經過幾天休養與藥物治療，鼠蹊疼痛到令他不良於行。

在醫院的影像檢查中，髖關節似乎有關節唇撕裂，因此接受內視鏡手術切除受傷的髖關節唇。做完手術且經過復健治療後，他的鼠蹊痛雖然好了幾週，但是最近 2 週卻越來越痛而不能自由走動。

他是坐在輪椅上來看診的，在我的理學檢查中發現閉孔神經明顯疼痛，給予 3 次閉孔神經紓解治療後他的鼠蹊痛已經緩解，但是行走時大腿還是緊繃。

再次檢查時，他的閉孔神經痛已經不明顯，反而手術留下的疤痕組織影響關節活動，再給予疤痕緩解注射後，他的行走恢復正常。

除了治療之外我建議他試著用跑步取代散步，以減少日後關節疤痕收縮所帶來的副作用。

鼠蹊與膝痛的神經根源

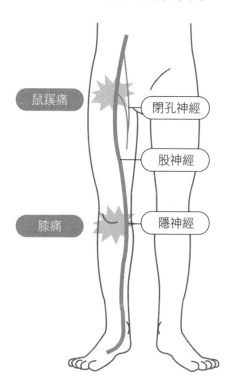

不可輕忽！ 高達 20% 的疼痛元凶是痛風或偽痛風

在我的經驗中，疼痛患者同時患有痛風或疑似痛風的沉積性疾病的情形約 5 分之 1 到 10 分之 1，因為媒體上很少這類的討論，所以當我對患者指出這個可能性之後大多表示難以置信。

沉積性疾病發生疼痛的位置，除了大家常見的腳拇指外，腳跟、腳踝、腳底、腳背、膝、肩、手肘、手腕、手指也不少（見右頁圖）；其中，腳踝與膝蓋的案例很容易發生在運動後，而被當作運動傷害治療，但是症狀一直反覆而療效不好。

血液內的尿酸與焦糖磷酸鈣都可以在血管與組織沉積，產生劇烈疼痛，所以急慢性關節骨骼腫或痛，需要先排除免疫與沉積的因素。

不幸的是，靠檢驗診斷這些問題並不容易，因為血液尿酸的高低往往與疼痛並不相符，也就是痛風與尿酸高低不成正比，痛風者不見得尿酸高，而尿酸高的人不見得有痛風。

此外，焦糖磷酸鈣沉積也可以產生各種疼痛，而且沒有可靠的血液或影像檢查可以確診，只有病情嚴重到產生結晶，並在關節液抽出液中顯現出來，否則只能保持高度懷疑。

根據歐美醫學研究，成人中有 4 至 7% 有焦糖磷酸鈣疾病，

沉積性疾病

1. 痛風：尿酸
2. 偽痛風：焦糖磷酸鈣

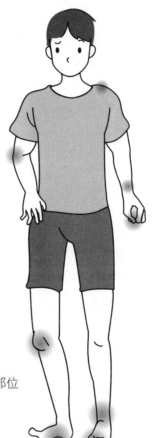

● 痛風與偽痛風常見部位

而且年紀越大比率越高；據估計，65 到 74 歲約 15%、75 到 84 歲約 36%、84 歲以上約 50%，雖然大部分患者無症狀，但是可以推測在疼痛的族群中應該有相當高的比率。

根據研究，其中發生在膝關節的比率約五成，所以可想而知可能是這類的因素使得許多高齡膝痛患者被誤為退化，因此就算使用各種熱門的關節治療（常見物理治療、施打玻尿酸、注射血漿血小板等），也無法得到紓解。

由於沉積性疾病的輕症，幾乎無法以醫學儀器檢查確診，我認為，比較實用的方式是診斷性藥物治療與飲食控制，例如，短期口服秋水仙素加上飲食控制，若可以有效減緩疼痛，那麼應該就是對症了。

臨床上，我觀察到許多患者即使尿酸指數在 5 以下，經過短期口服秋水仙素與飲食控制，也可以有效緩解疼痛。可見尿酸或焦糖磷酸鈣沉積產生的疼痛，實際案例應該比統計數字高很多。

絕大多數人以為尿酸不高就不是痛風，這是偏見，因為痛風與偽痛風都可能是低尿酸值，也就是說，尿酸檢查與痛風可能是兩碼子事。因此，我遇到任何慢性痛的問題，都一定把尿酸與焦糖磷酸鈣沉積列入考慮之一。

在我的經驗中，常見與痛風相關的食物依次是竹筍、菇、雞湯、番茄、鮮味精、肉湯、火鍋、肉類與海產，偶爾會遇到為了更年期而攝取過量黃豆類的案例。

　　詳細的高嘌呤食材資料可以參閱各種媒體上關於痛風的資料。

注：尿酸檢查是空腹抽血檢驗尿酸（Uric acid，UA）濃度，正常參考
　　值男性 3 至 7mg/dl、女性 2.5 至 6.5mg/dl；如果男性在 7mg/dl 以上，
　　女性 6mg/dl 以上就算高尿酸血症。

膝痛根源在膝神經群引起的神經痛、膝痛風

☑ 膝痛　　☑ 痛風引起的膝痛

　　在現在社會中有膝痛問題的患者很多，但是會知道來疼痛門診的人並不多，來者大多曾經有過其他各種治療的病史，而這些膝痛患者幾乎都是膝神經痛的案例，可能是這個因素，所以時下的例行治療對他們的效果不好。此外，其中高達近 3 分之 1 合併有痛風或疑似痛風的病灶。

　　回顧過去的經驗，我觀察到一個有趣現象，就是我遇到的膝痛中疑似痛風案例，與春秋竹筍的盛產時機密切相關；甚至有好幾次患者是筍農或其親屬，雖然他們血液檢查中呈現的尿酸值不見得高，但從疼痛發生的解剖位置與飲食調整的效果難脫痛風之嫌。

　　根據醫學研究，焦糖磷酸鈣（俗稱偽痛風）的好發率，在 60 至 65 歲以上逐年升高可達兩、三成以上，其中好發的位置之一就是膝關節，由於診斷困難，所以實際上的發生率可能更高。所以，一般大眾所不知的是，膝痛有很高的比例是痛風或偽痛風。

　　因為膝痛而戴護膝的人也很常見，護具適合用於短期支持患部的肌肉骨骼，但是長期使用護具會使受束縛的關節與肌

常見造成膝痛的神經群

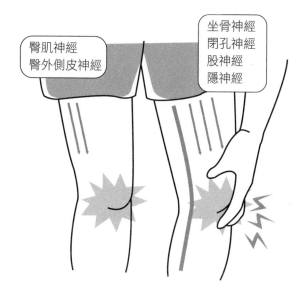

肉神經退化（詳細說明見第三部），產生無力或疼痛，所以我都要求來診的患者盡可能不戴護膝。

此外，熱敷或泡熱水也可能導致關節神經與筋肉的發炎黏連，也不宜使用。冰敷雖然適於神經痛的患者，但是需要排除痛風的病灶，折衷的方式是冰冷毛巾擦拭，也可得到相當的效果。

也有很多患者嘗試拉筋的方式保養膝腰，以為拉筋很健康，其實拉筋是有副作用的，有可能傷害神經肌肉，所有慢性痛的病人我一律禁止他們拉筋。

依民眾的認知，以為關節痛就是關節內有問題，其實關節內很少有神經血管，支配關節的神經主要分布在關節囊上面，所以連結到關節囊的神經群受刺激，會產生移轉到關節而產生痛或不適，這才是一般關節症狀的主因，只有部分源於免疫或其他筋骨問題。

在我的治療下，會要求嚴重的膝痛患者先練習上樓或相似的動作，其他的患者則以跑步為目標，這點與大眾的認知相矛盾。

其實，神經痛只有在足夠的神經活動下才能痊癒；此外，關節的健康需要足夠與流動的關節液，所以越不動退化越快。

案例 3 膝痛

以痛風和膝神經痛雙管齊下治療，已經可以上下樓梯

解 痛 處 方 箋

鄧女士，68 歲，家庭主婦
- **痛點**：左膝關節腫痛積水，內側髁部最嚴重
- **病灶**：膝關節痛風，膝神經痛
- **運動對策**：上下樓梯、下肢屈膝揮腿（見第148~150頁），痛風飲食控制

　　鄧女士 68 歲，是位家庭主婦。她因為長年有膝痛的困擾，加上醫師認為她有退化性關節炎，所以平日只有散步，不敢做其他運動。

　　幾個月前，一次散步後的次日，她的左膝特別腫痛，經檢查為膝關節積水，抽關節積水之後好了幾天，沒過多久又腫起來，又去抽積水。膝關節腫痛反覆循環，吃藥止痛效果有限，漸漸的走路時又痛又沒力。

　　來門診時，看她走路一跛一跛，身材中廣講起話來微喘，當她取下左膝的護膝就露出還有紅腫熱痛的關節，尤其內側髁部最嚴重，從經驗中我馬上想到痛風，此外，她也有典型的膝神經痛。

　　第 1 次神經紓解治療後，她的膝痛少了大半，走起路來舒服多了。她的尿酸指數經檢查為 6.2。除了治療之外，我請

她注意痛風飲食禁忌，並給她 1 週口服的秋水仙素，要她勿戴護膝，改以過膝襪套幫膝關節保暖。

經過 3 次治療，她的膝關節消腫了，雖然還是有點痛，但是已經可以試著上下樓梯。

案例 4　膝痛　膝蓋痛又無力，紓解膝神經、避開痛風飲食，2 週膝痛就好了

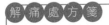

> **黃女士，75 歲**
> ・**痛點**：雙膝痛
> ・**病灶**：膝神經痛，再次復發是膝痛風發作
> ・**運動對策**：下肢屈膝揮腿（見第 150 頁），正常活動、痛風飲食控制

黃女士 75 歲，平時身體健康良好，假日與家人走走郊山。近幾年來，她的雙膝痛日漸明顯，雖然她一直很重視膝關節的保養，定期接受玻尿酸與自體血漿注射，也用了最好的護膝，但是走路還是會有點痛，而且兩腳也越來越沒力。

經過我給她的膝神經紓解治療 3 個月後，她走路爬山就沒有明顯不適。經過 5 個月後，有一天起床時，她又突然雙膝痛到差點不能走路，所以又趕緊回診。來門診時，看她表情言語都顯得很緊張，擔心是否膝關節壞掉了。我請她

把護膝取下後，看到她的雙膝外觀無腫脹的跡象。

理學檢查中，我發現她的關節髕部疼痛，但是膝神經痛輕微，依經驗很可能是膝痛風發作，再三詢問後才知道她愛吃竹筍，剛好竹筍產季，所以吃了很多。

經過簡單的治療紓緩部分疼痛，我安慰她，很可能是竹筍吃太多誘發痛風，而不是關節壞了，也要她注意暫時避開香菇雞湯等等痛風飲食。很快的，2週後她的膝痛就好了。

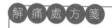

扭傷左膝後，常拉筋導致膝窩痛，紓解拉傷神經，就又能運動

解痛處方箋

李先生，45歲，演員

· **痛點**：左膝痛

· **病灶**：膝窩的坐骨神經分支

· **運動對策**：下肢屈膝揮腿（見第150頁）、跑步運動（見第154頁）與冰敷（見第187頁）

李先生45歲，是一名演員。在一次拍戲中，意外扭傷左膝，因為膝痛，他每天都很認真拉筋與熱敷。但是經過3個月之後，他的膝關節不但沒好轉，而且嚴重的影響走路甚至工作。

來門診時，看他身材精壯，一副運動好手的樣貌，但是神色緊張，走路時繃緊左膝，所以顯得跛腳。

　　理學檢查中，我發現他的膝窩明顯疼痛，坐骨神經在此處的分支都有疼痛反應，我研判是扭傷後，拉筋與熱敷使坐骨神經的分支拉傷，以致產生更多副作用。

　　當我將神經分支群的問題紓解開來後，他就感覺可以正常走路了。此外，我請他回去練習跑步與冰敷，並且嚴禁拉筋。經過 3 次治療，他已經恢復日常的運動訓練而無礙。

CH 7

做盡各種腳痛治療，
就是想越走越輕鬆

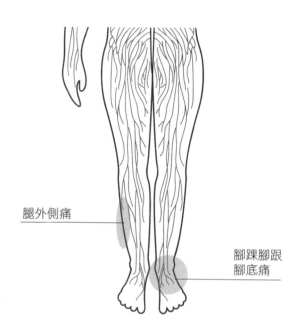

腿外側痛

腳踝腳跟
腳底痛

常見的小腿痛、腳痛與其神經分布圖

小腿痛案例　　　　腳痛案例

1（見第 109 頁）　4（見第 113 頁）
2（見第 110 頁）　5（見第 115 頁）
3（見第 111 頁）　6（見第 116 頁）

小腿痛根源在坐骨神經、腓骨神經、脛骨神經

☑ 坐骨神經壓迫　　☑ 腰椎疼痛轉移

　　小腿的症狀多數是神經性的問題，但是也要排除血管的問題，最常見是與坐骨神經路徑相關的神經壓迫症狀，但是有時也可能來自腰椎其他神經的轉移痛，所以要考慮的範圍其實相當廣。

　　如果只把目光放在小腿內，可能會忽略其他的可能性，這也是為什麼有的患者經過多年的四處求醫，有的甚至經過血管手術仍然無法痊癒。

　　在我的經驗中，如果有受傷的病史，則問題的根結多在小腿局部；相反的，如果沒有受傷的病史則要考慮的範圍或許遠達腰部，所以有時需要每個部位都手觸檢查，甚至逐一治療看看。

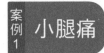

案例1 小腿痛

小腿脹麻痛無法久走，原來紓解梨狀肌，踮腳尖加小跑就好了

解 痛 處 方 箋

林女士，65 歲，家庭主婦

- **痛點**：兩腳小腿脹麻痛，右腳更甚
- **病灶**：坐骨神經
- **運動對策**：足部踮腳尖（見第 152 頁）、跑步運動（見第 154 頁）

林女士 65 歲，是個家庭主婦。近年來，她只要稍微多走就感覺兩腳小腿脹痛，尤其右腳更甚；外出旅行遊玩時，經常第 2 天或第 3 天就覺得兩腿痠麻走不下去了。

她常泡溫泉或泡腳，甚至按摩，但是效果有限。在醫院的影像檢查，除了腰椎第 4、5 節退化有點骨刺之外，並沒有其他問題，血管攝影也排除栓塞的可能性。她曾嘗試多種物理治療，無奈療效不明確。幾週來她經人介紹，每日積極拉筋想把小腿拉鬆，結果她的小腿演變成，多走幾步路就麻脹痛。

門診時她身型中廣，坐下時需要撐住身體；講話稍微有點喘，可見已經一段時間很少活動了。理學檢查時，她明顯有梨狀肌的疼痛，顯然是典型的梨狀肌症候群（坐骨神經壓迫）。

經過深層組織紓解治療後，她馬上感覺小腿不再脹痛了。治療之外，我建議她可以先在家練習踮腳尖走路，習慣後可以加上快走與小跑。經 2 週治療與訓練後，她覺得已經可以走遠而不痠麻了。

| 案例2 小腿痛 | 穿高跟鞋扭傷腳後遺症，從紓解腓總神經下手，就完全復原 |

解 痛 處 方 箋

高小姐，51 歲，家庭主婦
- **痛點**：右小腿到腳踝麻痛
- **病灶**：腓總神經與分支有明顯痛點
- **運動對策**：足部踮腳尖（見第 152 頁）、跑步運動（見第 154 頁）

　　高小姐 51 歲，是個家庭主婦。多年前，她穿高跟鞋扭傷右腳後，小腿側面不時感覺些微麻痛，因此她之後就只穿平底鞋，但是症狀依舊。

　　她的腳踝經過多次的影像檢查，想要找出是否有些微的骨裂，但是沒有結果。近年來，她都在中醫接受針灸治療，至於療效則若有若無。

　　門診時，她穿著平底涼鞋，手指著右小腿到腳踝麻痛的區

域，雖然症狀沒嚴重到影響行走，但也是揮之不去的困擾。

理學檢查時，她的腓總神經與分支有明顯痛點，研判是扭傷後肌肉發炎壓迫神經所造成，經過神經紓解治療後她的麻痛立刻改善，但是前後 3 次治療後，病症完全復原。

案例 3　小腿痛　體育課傷到腳踝動了手術，紓解沾黏的腓總神經後又可以跑了

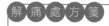

> 解 痛 處 方 箋
>
> **陳小姐，22 歲，大學生**
> ・**痛點**：腳踝的韌帶撕裂傷曾開刀縫合
> ・**病灶**：腓淺與深神經分支沾黏壓迫
> ・**運動對策**：跑步運動（見第 154 頁）

陳小姐 22 歲，大學唸書。一年前，她上體育課時不慎扭傷右腳踝，經檢查有腳踝的韌帶撕裂傷，因此接受了手術縫合治療，術後經過半年，她還是覺得腳踝痛，因此不敢跑步。

門診時，她的腳踝手術疤痕已經癒合，請她站起來走幾步，並不會引起明顯疼痛，但是一跑起來就覺得外側疼痛。經理學檢查，我發現她的腓總神經有些痛點，給予神經紓解治療後，她覺得好一點，但是不完全。

我懷疑她的腓淺與深神經分支可能因為筋肉受傷而沾黏壓迫，經過 4 次的紓解治療之後，已經可以跑步而不再疼痛了。

腳痛根源在脛後神經、腓腸神經、坐骨神經

☑ 腳底痛　　☑ 足底筋膜炎
☑ 腳跟痛

　　腳痛，尤其是腳底痛的患者，在我的門診也偶爾可見，他們幾乎都經歷過各種治療。我看到的案例中，以坐骨神經痛與痛風占絕大多數，因此使用在一般治療腳底筋膜炎的療程不但助益很少，有時甚至越來越嚴重。

常見引起腳痛的神經群

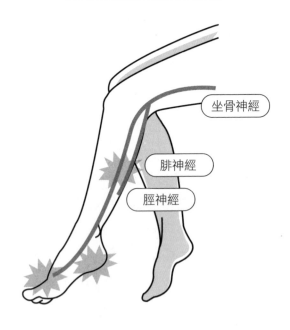

坐骨神經

腓神經

脛神經

很多人以為踩在地上腳跟會痛是腳底筋膜炎，其實多數是脛後神經與腓腸神經發炎的結果。由於神經發炎不宜熱敷、壓迫與拉筋，需要活動才會好（例如踮腳尖），因此大家習以為常的拉筋板、腳弓墊、踩網球與泡腳等等動作，有時反而造成副作用而加重病情。冰敷雖然對神經炎很好，但是此種症狀源自合併痛風的比例很高，由於痛風不宜冰敷，所以也須謹慎使用。

也有很多案例使用足弓墊，雖然有的患者先天需要矯正，但是足弓墊也會壓迫腳掌神經產生疼痛，所以需要以個案來判斷是否適用，不宜普遍使用。

我遇到腳痛的患者，也都會教他們試試訓練踮腳尖走路與跑步，在我的經驗中，除了痛風的案例之外，絕大多數患者都可以因此痊癒。

案例 4 腳麻痛　乳癌化放療後兩腳變得麻痛遲鈍，神經紓解後可以跑 3000 公尺

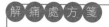

解　痛　處　方　箋

溫女士，72 歲，退休教師

- **痛點**：化療後兩腳麻痛
- **病灶**：坐骨神經群以及在腳踝以下的腳底分支
- **運動對策**：行走無礙後，跑步運動（見第 154 頁）

溫女士 72 歲，是位退休教師，年輕時一直喜好各種戶外活動，十幾年前因為右乳癌接受全切除手術，但幾年前因為有復發的跡象，她又動一次手術，並在術後接受放療與化療。

　　之後，她雖然努力調養身體，但是化療後兩腳麻痛的感覺並未因此緩解。她試遍各種健康食品、藥方與治療，甚至四處試民俗療法，仍然沒有一點效果。

　　由於她的腳感覺遲鈍，影響行動能力，因此無法隨意出遊，整天困坐在家中，使她感覺人生無望，因此憂鬱與失眠的情形不斷襲來。

　　她來門診時，看起來身材乾瘦、皮膚黯淡無光，臉上盡是哭喪的表情，講話盡是哀求與無助。理學檢查中，我發現她全身到處有化療後神經病變的痕跡，從頸椎神經開始到薦椎神經都有，只是腳的症狀強烈而少關注其他部分；其中，神經病變最明顯的部分是坐骨神經群，尤其是在腳踝以下的腳底分支。

　　初期治療的目標，著重減少憂鬱與恢復下肢的控制能力，因此以神經調節與神經紓解並行，經過幾次治療，她的情緒好轉、行走無礙。

　　我要她開始練習慢跑，也把治療重心轉到腳底神經病變，經過數次的神經紓解治療，她腳底麻木的感覺漸漸消去。

　　當她的跑步能力進步到 3000 公尺時，腳的問題可以說是痊癒，她又恢復年輕時的活力，不時四處登山旅遊，雖然偶爾需要保養一下，但是已經終日笑容滿面、精氣神十足。

自體血漿震波治療無法減緩腳跟痛，原來是腳跟痛風

解痛處方箋

蘇女士，67 歲

- **痛點**：雙腳腳跟痛
- **病灶**：腳跟痛風、坐骨神經與末稍分支
- **運動對策**：足部踮腳尖（見第 152 頁），痛風飲食控制

蘇女士 67 歲，幾年前走路時腳跟痛，大部分是右腳跟痛，有時左腳跟也會有點痛。到處求診，都被告知是腳底筋膜炎，而且影像檢查發現腳底有骨刺，因而接受幾次震波治療、注射葡萄糖水、玻尿酸與類固醇，最後她還接受 2 次腳底自體血漿注射。不幸的是，她的腳痛並未緩解，甚至嚴重到不太能走，也影響睡眠。

她來門診時，身材消瘦、滿臉皺紋，一面講一面流淚。理學檢查時，她的右腳跟與腳踝內側一碰就很痛，摸起來幾乎可以確定是痛風性的腳跟痛，雖然坐骨神經與末梢分支都有問題，但是我猜測是痛風後次發的問題。

在給予神經紓解治療後，她走起路來好些，但是腳跟的痛點更明顯集中在內側一小塊。我給她痛風的衛教與秋水仙素，並且要她做好腳的保暖，也要避免泡熱水或拉筋。經過 3 次的治療，她的腳跟痛雖尚未完全好，但是可以面帶笑容，好好走路、好好睡覺了。

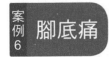

案例6 腳底痛 　腳底痛紓解臀腿神經、
　　　　　　腳底末梢神經，就可以行走了

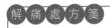

解痛處方箋

康先生，75 歲

· **痛點**：左腳跟痛，兩側腳掌前半麻痛

· **病灶**：坐骨神經與分支；腳底末梢神經

· **運動對策**：足部踮腳尖（見第 152 頁）

　　康先生 75 歲，幾年前開始因為走路時左腳跟痛，接受各種物理治療，也經常腳底按摩來緩解疼痛；此外也接受過震波治療與注射治療。有人說他的腳弓有問題，需要足弓墊來矯正，因此訂作過好幾副足弓墊。但是幾年下來，除了仍有腳跟痛，反而還增加兩隻腳的腳掌前半也會麻痛，因此無法正常行走，而且有時晚上會痛到睡不好。

　　來門診時，他身材看起來羸瘦、面容憔悴，走路需要拐杖。理學檢查中，我發現他的兩側坐骨神經與分支有痛點，是典型腳底痛的根源，此外他的左足弓與腳趾的神經路徑也異常敏感，顯然有末梢神經病變。

　　初期治療，我針對臀腿的坐骨神經群的紓解為主；經過幾次治療後，他的腳痛只剩前半部。此時，我教他在家練習墊腳尖走路，並且換下氣墊鞋與足弓墊，改穿登山鞋底的便鞋。後續治療則著重腳底末梢神經的紓解治療，經過 3 個月的治療，他終於恢復正常行動，擺脫腳痛的惡夢。

羞於啟齒會陰部疼痛，
絕對不能諱疾就醫

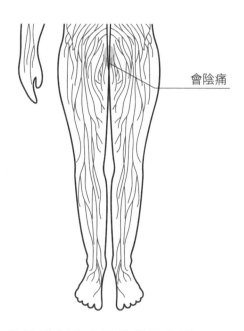

會陰痛

常見的會陰痛與神經分布圖

會陰痛案例
1（見第 119 頁）
2（見第 120 頁）

會陰痛根源在會陰神經、自律神經

☑ 陰部乾癢　　☑ 尾椎痛
☑ 情緒煩躁　　☑ 自律神經失調

　　陰部神經不適的症狀在女性並不少見，發生的原因以年輕時懷孕生產時產道受傷，而停經後發作為多，但是各種癌症化療後發作的也有。男性的案例少見，幾乎都有意外傷害的病史。會陰神經受到骨盆與坐骨的保護，並不容易發生問題，一旦出問題幾乎都是與少活動有關。

會陰神經痛

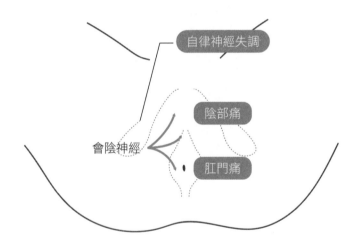

會陰神經不適的患者在初期，常常以情緒煩躁或自律神經失調的症狀表現，直到相當程度患者才會因為疼痛而指出不適的部位。患者都會先在婦科、泌尿科、或直腸外科檢查與治療，如果無效才會考慮到會陰神經的問題。

會陰神經的支配區不大，但是治療起來並不好掌握，因為必須有足夠強度的活動才能使神經活動開來，因此患者是否配合多活動，是預後的關鍵。

案例1　會陰痛　會陰乾癢緊繃、走久會痛，紓解關鍵神經、練小跑，變得開朗

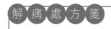

解痛處方箋

朱女士，73 歲

· **痛點：**下體不適、小便灼熱與頻尿

· **病灶：**坐骨神經、尾椎神經、會陰神經

· **運動對策：**上下樓梯（見第 148~149 頁）、練習小跑、多走動

朱女士 73 歲，丈夫去世後就失眠、憂鬱了。平時很少出門，假日要兒女再三敦促才願意一起出遊，但是卻動不動就想坐下來休息。此外，她常有下體不適、小便灼熱與頻尿的問題，時常看泌尿科與婦科門診。

她停經後，時常有陰部乾癢的困擾，雖然補充荷爾蒙一段

時間但效果有限，之後她慢慢感覺陰部緊繃，坐久了或走久了就會疼痛，這樣的不適令她寢食難安，但是也一直找不到有效的治療。

來門診時，她外觀瘦弱，臉上無神、聲音柔弱。內診時，陰部萎縮表皮乾澀，在會陰神經的陰道分布區可以發現廣泛痛點，明顯有會陰神經痛；肛門周邊雖然不痛，但是尾椎有明顯的疼痛，代表坐骨神經與尾椎神經的範圍也有問題，是很典型常坐不動引發的神經痛。

我紓解治療這 3 個神經支配區，也要求她多走動、上下樓梯，甚至練習小跑。經過 2 個月的治療後，她的陰部痛很少發生，活動力恢復正常、心情開朗起來。

案例 2 會陰痛｜車禍陳年舊傷引發屁股痛；紓解會陰神經和尾椎神經就痊癒了

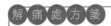

解痛處方箋

劉先生，53 歲

· **痛點**：肛門周邊與尾椎疼痛
· **病灶**：右側會陰神經與尾椎神經
· **運動對策**：腰臀屈膝上擺手（見第 146 頁）、跑跳運動（見第 154~155 頁）

劉先生 53 歲，天生身材與運動神經都好，學生時代曾經因為騎車摔傷，撞到鼠蹊與會陰部，雖然痛了幾天，慢慢就不以為意了。

幾年前，他開始感覺肛門周邊與尾椎疼痛，尤其是公司開會當中，他常常難過到坐不住，講話的火氣大到自己事後都自責。幾年當中，他看了幾個直腸外科醫師，也做過痔瘡手術，但是症狀並未緩解。

門診時，他的主訴馬上令我聯想到會陰神經與尾椎神經的問題。理學檢查中，我發現他的右側會陰神經痛的根源很深層，與過去我治療的婦女案例不相同，另外尾椎痛源也屬於深層部位，很符合他過去受傷的病史。我猜測他年輕時可能運動多沒有表現出來，而中年後因為工作忙碌坐而不動的時間長了，才引發舊傷。

在經過 3 次的神經紓解治療與增加跑跳的訓練後，他就痊癒了。

疼痛小教室 ....

慢性痛患者一旦慣用服藥，戒斷將是解痛的高牆

　　很多慢性痛患者服用抗憂鬱、抗癲癇或類嗎啡等等藥物，以得到足夠的緩解，這類的治療雖然短期有效，但是一旦神經痛發作的範圍擴大就沒什麼幫助。相反的，由於這類藥物也會影響運動與情緒，所以造成患者精神不濟而更少活動，一少活動又使神經肌肉退化，而發生更多更嚴重的神經血管痛。

　　由於這些藥物都可能有戒斷問題，所以使用一段時間後很難不想服用就停下來，所以處理這類患者除了考慮治療、運動與營養之外，還需要加上藥物戒斷。治療過程相當繁瑣，也需要患者完全配合，如果患者沒有足夠的意志力，是無法度過層層難關的，有時候遇到病患家屬跪求患者拿出勇氣活下去的場景，實在令人為之鼻酸。

　　有些慢性痛的案例因為查不出原因而被歸類為心理問題，我個人反對將患者的疼痛歸為心理因素，因為生活中沒多少事比檢查與治療更可怕的，所以願意接受檢查與治療的患者，基本上已可以排除心理因素。

　　如果疼痛無法緩解，應該就是診察或治療無法涵蓋疼痛根源的問題了。因為活動是緩解神經痛的關鍵要素，所以任何可能影響正常活動的藥物，最好審慎使用。

Part 2

做對神經運動，
身心好舒暢！

CH 1
不運動，疼痛悄悄找上門

　　人體可以比喻為一個盆栽，地上的花草如腦神經，地下的根系就如周邊神經，土壤有如人體的軟組織與器官，而根系也就是周邊神經的作用，供養腦神經；也就是說，花草的土壤貧瘠或堅硬深深影響根系的發展，表現在地上就是花草枯萎，因此需要定期澆水施肥與翻土。

　　我們身體適度的活動或運動，有如翻土的效果，使軟組織與神經有如根系在鬆軟的土中的狀態，當根系健康，花草就繁盛，同理當周邊神經健康，大腦就感覺舒暢。

　　所以，沒有神經作用就沒有痛，一切疼痛都是神經痛。雖然藥物對發炎性疼痛很有效，但是對慢性痛的效果不好，除了止痛效果有限之外，長期使用的副作用也不小，往往患者吃了好幾種藥雖然疼痛少一些，可是頭昏腦脹精神不濟的副作用也很難過。

　　慢性痛大多數是缺氧或沾黏產生的移轉痛，常涉及一個或多個神經群的作用，所以需要系統性的治療與活動以恢復神經血管的運作，藉此徹底解決疼痛問題。

依我的臨床經驗，逐步紓解神經組織，然後一步一步活動神經血管與肌肉，是解決慢性痛的最好選擇；如此一來，大多數患者並不需要什麼止痛藥，而且可以恢復日常活動，大大改善了生活的品質。

　慢性痛患者開始運動時，可能會增加發炎與痛風的發生，因為僵硬的組織開始活動時，有時會引起發炎性疼痛，冰敷與止痛藥可以有效緩解這種痛；另外，開始活動後的疼痛，也可能是乳酸堆積或局部尚有沾黏作怪，只有很少數是運動傷害。

　此外，伴隨運動發生的痛風很常見，因為可能發生在手腕、手肘、膝、腳踝、腳跟等等意料之外的位置，容易被當作運動傷害去治療而一直治不好，使得有些人怕運動傷害而不敢動；但是，活動不足所引發的缺氧性神經血管痛，一旦發作會痛徹心扉，而且幾乎沒有有效的藥物治療，才是真的可怕。

人體可以類比盆栽

- 注意陽光、空氣、水
- 少量施肥
- 定期翻土
- 勿揠苗助長

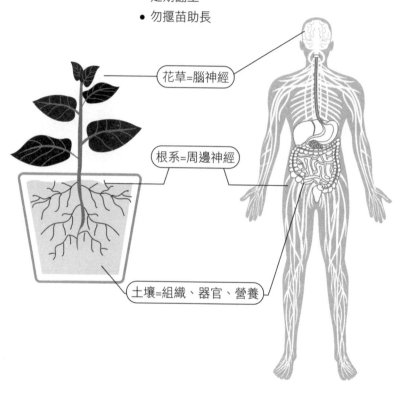

花草=腦神經

根系=周邊神經

土壤=組織、器官、營養

最溫和又有效的神經運動，慢性痛者必做！

　　門診中我教導患者的各種動作是用來輔助治療慢性疼痛與自律神經失調，因此所考慮的內涵是以疏導神經反射鏈為核心，與一般物理治療、休閒或競技的內容有所不同。

　　這是由於多數慢性痛，尤其是中老年患者的身體與精神已經相當退化，我們給予運動訓練的效率需要高於退化的速度，才能扭轉困境使患者能重新站起來走出去。

　　我把患者的運動難易度分為初級、中級與高級。初級是指居家自理所需的基本能力，中級是指戶外活動的基本能力，高級是指可以增進休閒或競技運動能力的訓練。

　　根據我的經驗，一旦發生慢性痛幾乎都需要活動相關的神經肌肉系統，因此即使疼痛問題好了，日常也需要持續活動相關部位，才能減少復發的機會。

　　我設計的各項肢體運動，以活動神經系統為目標，這些看似簡單的運動，對慢性痛患者的助益很大，可以達成三大功能：第一項、強化心肺功能；第二項、活化神經肌肉；第三項、增進關節囊的活動。

其中，第二項活化神經肌肉又可以達成四個好處，分別是：1.活動神經鏈增加活動與控制能力；2.避免壓迫神經；3.增加肌肉神經的活動；4.避免靜態用力的等長收縮。

由於有些常見的運動或活動不適於慢性痛患者，因為這些活動會給發生神經痛的部位增加壓力，我把這些問題蒐集起來給讀者做參考（參見第三部），沒有疼痛問題的人並不需要過度解讀。

做神經運動之前的注意事項：

站在慢性痛患者的立場，必須考量施作者個人與疼痛的關係，我採取鼓勵、謹慎，以少量而頻繁為原則。

例如：舉手抬頭，1小時做3至10次，一天重複3至10次，要比一次做100下好。又例如扶手走路或跑步，一開始1小時做半分鐘，然後一天重複5次左右就可以了。

切記，不要一開始就想要持續15分鐘或半小時。除了上肢的活動可以借助少許重量如啞鈴等等，其餘的活動以自身的身體重量即可。

01 臉部張閉眼

針對 三叉神經、舌咽神經、顏面神經

功用 紓緩頭痛、臉痛

① 站著或坐在椅子上，全身放鬆，兩眼平視前方。

② 張眼仰望，同時用力張大嘴巴，停留 3 秒，保持自然呼吸。

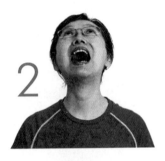

③ 然後，頭回到正面，用力閉上眼睛，微微嘟嘴，停留 3 秒，保持自然呼吸；之後頭部回正，臉部放輕鬆。

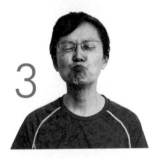

④ 一回可做 3 至 15 次，抽空隨時做。

臉部張閉眼

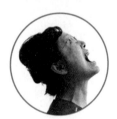

側面

02 抬頭挺胸

針對 頸神經、舌咽神經、舌下神經

功用 紓緩頭痛、肩頸痛

① 找一面牆站立，腳跟離牆壁約半個腳掌寬。

② 挺胸，抬頭輕貼牆面（如此可以確保不會太過後仰且有安全感；如果找到頭部後仰的角度之後，就不一定要找牆站立）。

③ 挺胸抬頭可以延展頸部，在此姿勢之下做 3 次自然腹式呼吸（見第 153 頁），之後頭部回正，視為 1 回合。

④ 反覆做 1 至 3 回，抽空隨時做。

抬頭挺胸

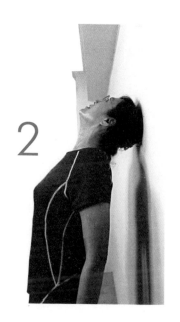

2

03 上肢舉手抬頭

針對 頸神經、臂神經

功用 紓緩頭痛、肩頸痛、背痛、胸悶

1. 挺胸，抬頭，舉起單手伸展，掌心朝向天空，眼睛看著指尖，停留 3 秒，保持自然呼吸。反覆做 1 至 3 次。

2. 回正休息一下，再換舉另一隻手，停留 3 秒，保持自然呼吸。反覆做 3 至 10 次。

3. 每 1 至 2 小時重複數次，抽空隨時做。

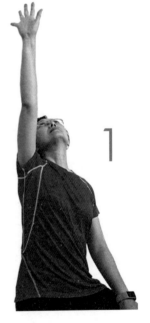

上肢舉手抬頭

04 上肢翻手

針對 臂神經

功用 紓緩肩膀痛

① 將肩痛的那隻手曲肘、掌心朝下,置於胸前。

② 手掌外翻,停留 3 秒,保持自然呼吸。反覆做 3 至 10 次。

③ 每 1 至 2 小時重複數次,抽空隨時做。

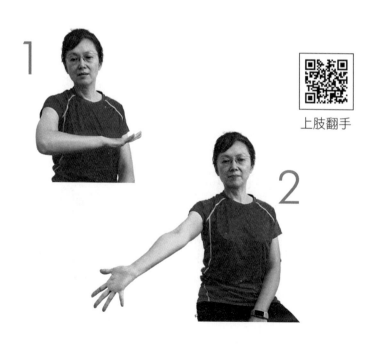

上肢翻手

05 上肢比讚

針對 頸神經、臂神經、手臂上舉困難者

功用 紓緩肩膀僵硬、手臂上舉困難者的初階運動

1 大拇指朝上、手臂伸直。

2 將伸直的手臂彎曲、大拇指朝後，手肘抬高至與肩同
高，停留 3 秒，保持自然呼吸。反覆做 3 至 10 次

3 每 1 至 2 小時重複數次，抽空隨時做。

上肢比讚

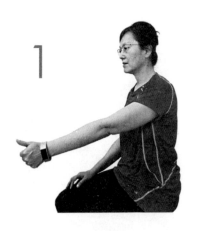

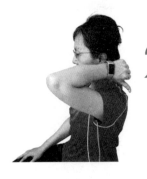

06 上肢向上擊拳

針對 頸神經、胸神經、腰神經、臂神經

功用 紓緩肩膀僵硬的中階運動

❶ 身體坐正，單隻手曲臂握拳。

❷ 抬頭看向目標，將彎曲的手臂伸直，拳頭快速用力捶打目標，勿憋氣，做 3 至 10 次為 1 回。

❸ 換手反覆做 3 至 10 次。

❹ 每 1 至 2 小時重複數次，抽空隨時做。

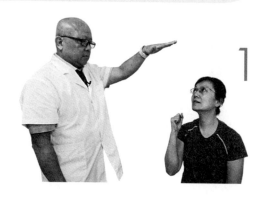

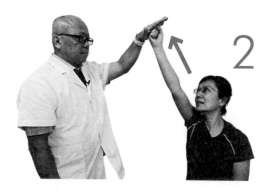

上肢向上擊拳

135

07 上肢球類投打

針對 頸神經、胸神經、腰神經、臂神經、腦神經

功用 紓緩肩膀僵硬的進階運動

① 身體站立，雙手持球，一手托球、一手準備投球。

② 抬頭看向目標後（如籃框）投球，做 3 至 10 次。

③ 換手反覆做 3 至 10 次。

④ 每 1 至 2 小時重複數次，抽空隨時做。

上肢球類投打

08 上肢單手啞鈴

針對 頸神經、胸神經、腰神經、臂神經、腦神經

功用 紓緩肩膀僵硬的進階運動

① 站著或坐著，單手握 1 至 4 公斤啞鈴或壺鈴。

② 先抬頭，同時手臂向上伸展，眼睛看著高舉的啞鈴或壺鈴，停留 3 秒，保持自然呼吸。之後，將手放低。重複相同動作，做 3 至 10 次。

③ 換手反覆做 3 至 10 次。

④ 每 1 至 2 小時重複數次，抽空隨時做。

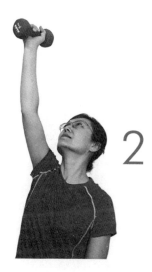

上肢單手啞鈴

09 上肢進階舉啞鈴

針對　頸神經、胸神經、腰神經、臂神經、腦神經
功用　單側肩、頸、胸、腰與腦神經的協調與力量訓練

1 站著或坐著，手持重量 1 至 4 公斤的啞鈴，將啞鈴置於腦後。

2 先抬頭，同時高舉啞鈴，眼睛看著高舉的啞鈴，停留 3 秒，保持自然呼吸。之後，放鬆將啞鈴置於腦後。重複相同動作，做 3 至 10 次。

3 換手反覆做 3 至 10 次。

4 每 1 至 2 小時重複數次，抽空隨時做。

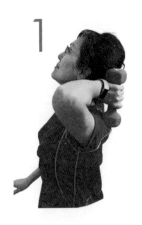

1

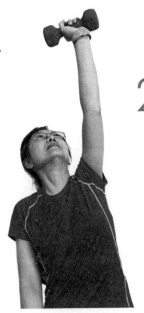

2

上肢進階
舉啞鈴

10 上肢豎掌

針對 手臂神經

功用 紓緩手臂痛、手肘痛、手腕痛

① 站著或坐著，患側曲臂於胸前，用力豎掌，將手指伸
直。

② 將手臂外轉伸直，停留 3 秒，保持自然呼吸，復原回
到胸前（同「上肢翻手」步驟 ②）。

③ 換手反覆做 3 至 10 次。

④ 每 1 至 2 小時重複數次，抽空隨時做。

上肢豎掌運動

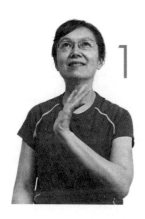

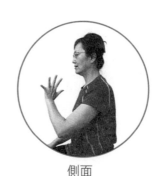

側面

11 輔助起身或坐下

針對 腰神經、臀神經、腹神經、背神經

功用 紓緩腰、臀、腹背痛,訓練頭手向前起身的神經反射,活動脊神經弧

❶ 身體坐正,兩腳分開,腳尖略外八、雙腳稍微向後收,一隻手扶著椅背或桌面。

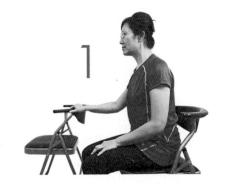

❷ 另一隻手向前伸展,然後彎腰、頭向前伸過膝,隨即自然起身站立。

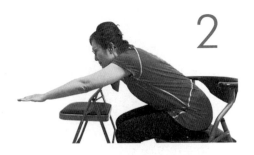

③ 手向前伸展，再彎腰、頭向前伸過膝的姿勢坐下。

④ 完成 ② ③ 起身、坐下視為 1 次，做 3 次至 10 次，再
　　換手輪流訓練，每 1 至 2 小時重複數次，抽空隨時做。

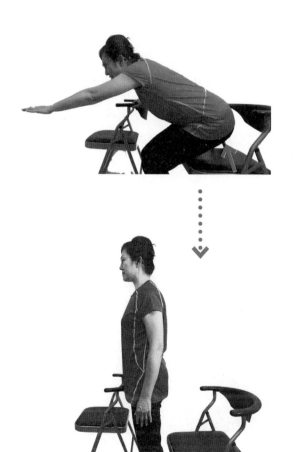

輔助起身
或坐下

12 無輔助起身或坐下

針對 腰神經、臀神經、腹神經、背神經

功用 紓緩腰、臀、腹背痛,訓練頭手向前的起身反射,活動脊神經弧

① 身體坐正,兩腳分開,腳尖略外八、雙腳稍微向後收,兩手平舉向前。

② 雙手向前伸展,然後彎腰、頭向前伸過膝,隨即自然起身站立。

③ 雙手向前伸展,然後彎腰、頭向前伸過膝坐下。

④ 完成 ② ③ 起身、坐下動作視為 1 次,做 3 次至 10 次,每 1 至 2 小時重複數次,抽空隨時做。

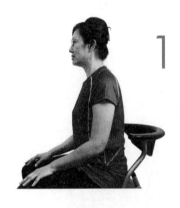

1

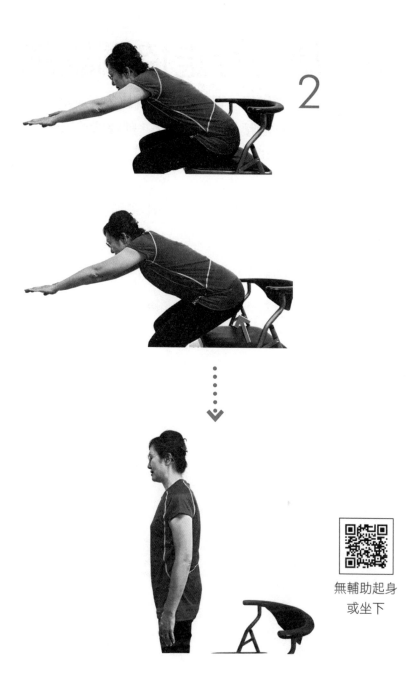

2

無輔助起身
或坐下

143

13 輔助行走協調訓練

針對 腰神經、臀神經、腹神經、背神經

功用 紓緩腰、臀、腹背痛,訓練擺手抬膝,
活化腦神經與脊神經弧

① 準備一張有椅背且穩固的椅子或桌子。

② 一隻手扶著椅背或桌子,另一隻手隨著
原地踏步順勢擺動,手、膝盡量擺高。

③ 換手反覆做,每 1 至 2 小時重複數次,
抽空隨時做。

輔助行走
協調訓練

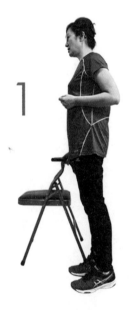

1

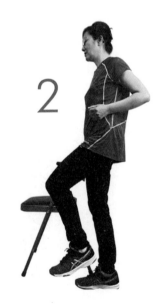

2

14 輔助跑步訓練

針對　腰神經、臀神經、腹神經、背神經
功用　紓緩腰、臀、腹背痛，訓練擺手起
　　　腳，活化頸胸腰神經

1 準備一張有椅背且穩固的椅子或桌子。

2 一隻手扶著椅背或桌子，另一隻手收腰
際，腳跟離地，原地慢跑，持續 15 秒
至 1 分鐘。

3 換手反覆做，每 1 至 2 小時重複數次，抽空隨時做。

輔助跑步訓練

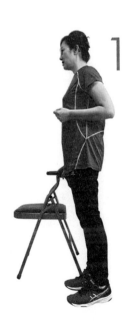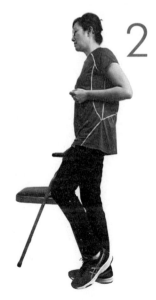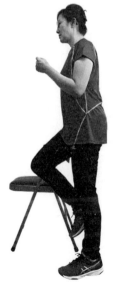

15 腰臀屈膝上擺手

針對 脊椎神經、坐骨神經與薦神經

功用 紓緩尾椎痛、伸展脊椎

① 兩腳比兩肩略寬，腳尖略外八，膝先彎，接著臀部向下蹲下，雙手輕觸地面（此時腰臀腿膝約水平）。

② 挺腰站直，抬頭，雙手向上伸展，眼睛往上看著指尖。

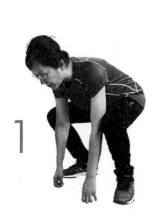

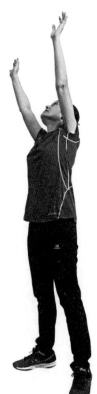

③ 每1至2小時重複數次，抽空隨時做。

(!) 身手不靈活者、脊椎手術患者不宜。

腰臀屈膝
上擺手

16 下肢擺手起膝

針對 腰神經、膝神經、腿神經、腦神經

功用 紓緩腰、膝痛，活動膝關節囊、
活化腦神經協調

① 站立。

② 原地踏步，大幅擺手、膝蓋抬高，持續走 1 至 3 分鐘。

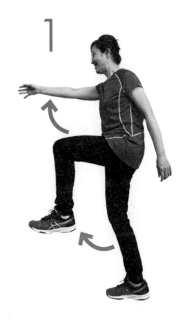

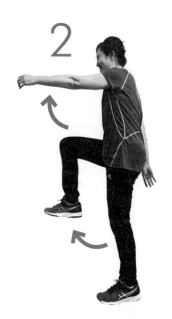

③ 每 1 至 2 小時重複數次，
抽空隨時做。

下肢擺手起膝

147

17 上樓梯

針對 腰神經、膝神經、腦神經

功用 紓緩腰痛、臀痛、膝痛，行動不便或
膝腰臀痛者的進階訓練

❶ 站立，雙臂彎曲，
或一手握扶手。

❷ 先將兩腳尖呈外八字，前
腳外八上一階上樓梯，後
腳再跟上或再上一階。

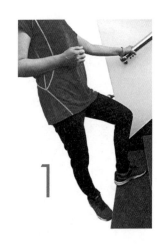
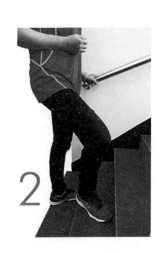

❸ 重複以上步驟爬樓梯，量力而
為，注意安全。

❹ 每 1 至 2 小時重複數次，抽空隨
時做。

上下樓梯

18 下樓梯

針對 腰神經、膝神經、腦神經

功用 紓緩腰痛、臀痛、膝痛,行動不便或膝腰臀痛者的進階訓練

① 站立,雙臂彎曲,或一手握扶手。

② 先將兩腳尖呈外八字,臀部重心先向下樓梯,屈膝再下腳。注意腳步,前腳尖外八下一階,後腳跟上或再下一階。

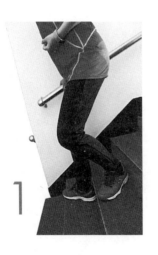 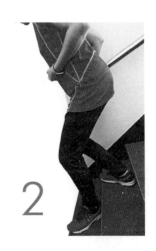

③ 重複以上步驟下樓梯,量力而為,注意安全。

④ 每 1 至 2 小時重複數次,抽空隨時做。

19 下肢屈膝揮腿

針對 膝神經、腦神經、脊椎神經、坐骨神經

功用 紓緩膝蓋痛，活化脊椎、坐骨與薦椎神經

❶ 先一隻手扶著桌面或牆壁。

❷ 一隻腳單腳站立，另一隻腳屈膝，屈膝的那隻腳向後擺動大腿，做 3 至 10 次。

❸ 每 1 至 2 小時重複數次，抽空隨時做。

下肢屈膝揮腿

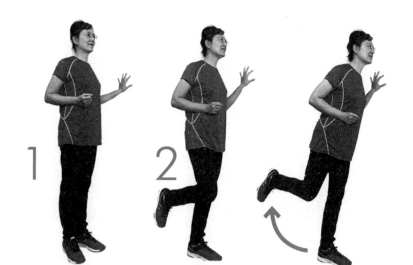

! 身手不靈活者或脊椎手術患者不宜。

20 下肢送足

針對 膝神經、腦神經

功用 紓緩膝痛、鍛鍊無力較弱的一腳

① 前腳向前一小步。

② 後腳跟上,腳尖不超過前足。

③ 重複以上步驟向前行。

④ 每 1 至 2 小時重複數次,抽空隨時做。

下肢送足

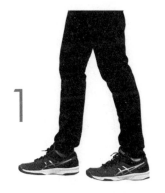

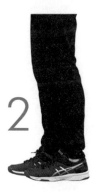

21 足部踮腳尖

針對 足底神經、坐骨神經

功用 活化足底神經與肌肉，紓緩腳痛，
同時活動坐骨神經系統

① 站立，穿鞋或赤腳。

② 腳跟離地踮腳尖走路或慢跑。

③ 每 1 至 2 小時重複數次，抽空隨時做。

 運動時勿著軟底或氣墊鞋。

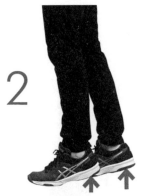

足部踮腳尖

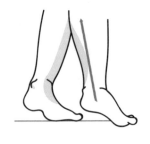

POINT

墊腳尖：活絡小腿與腳的神經與肌肉，減少腳痛。

22 反射式自然腹式呼吸

針對 自律神經

功用 改善胸悶心悸，紓緩自律神經失調

① 坐正，挺胸，抬頭，下巴抬高過水平面。

② 放鬆自然呼吸。

③ 做 3 至 10 次。每 1 至 2 小時重複數次，抽空隨時做。

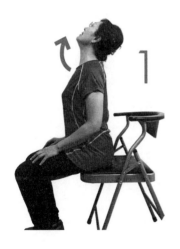

POINT

四肢動物都是腹式呼吸，由頸胸腰椎的神經自然反射所產生的，人為以意識控制腹式呼吸容易違反自然反射，反而加重胸悶、心悸的症狀。

反射式自然
腹式呼吸

23 跑步運動

針對 全身性神經訓練

功用 訓練心肺、穩定自律神經、活動脊椎、
活動筋骨、調節自律神經作用

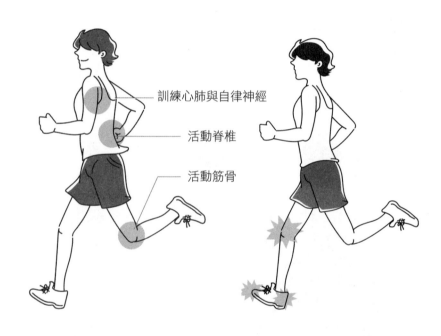

訓練心肺與自律神經

活動脊椎

活動筋骨

POINT

跑步也常引發痛風,造成膝痛、腳踝痛、腳
跟痛、腳趾痛,最好視身體情況量力而為。

24 跳繩、打羽球、投籃球

針對 全身性神經訓練

功用 訓練心肺、活動頸胸神經、減少
肩頸疼痛、調節自律神經作用

舉高上肢活動頸胸神經，減少頭肩頸疼痛。

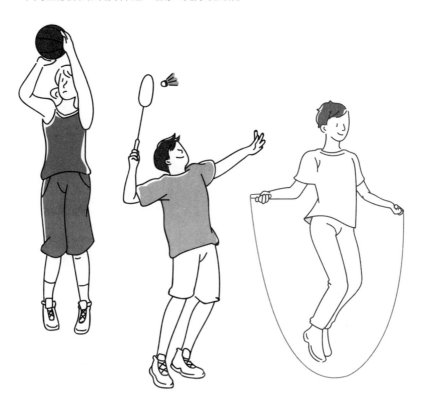

慢性痛患者要擇食，選擇抗發炎、抗沉積飲食

慢性痛患者要注意減少刺激發炎的食物，因此要避免酒精、辛辣、發熱性與發炎性的食補；嚴重的疼痛患者，我甚至建議降低飲食的熱度，尤其在夏天，以減少心臟負擔與發炎反應。這方面我在另一本書中《自律神經失調：冷處理、抗發炎》有詳述。

慢性痛患者增加運動量，可能增加發生沉積性疾病（如尿酸與焦糖磷酸鈣）的風險，最好減少高嘌呤飲食（如香菇、竹筍、雞精、高湯、番茄、海鮮與肉）。我也不時遇到高齡患者因為擔心肌少症，多吃了雞精或類似補品而合併痛風的例子。

慢性痛患者為了增加排毒，可以增加飲食中檸檬酸、水果酸、醋酸鹽的攝取量。而適量飲用稀釋的茶或咖啡，可以提神、增加運動能力，也有利尿排毒的效果。

慢性痛患者一定要補足關鍵營養

有些慢性痛患者有食慾不振、體重過輕的問題，為了維持體力，他們需要少量多餐，每隔 1 至 2 小時少量進食，典型的食譜，就是吃一片吐司加飲料，如喝優酪乳就可以。此外，也要補充維生素 B 群，特別是 B_{12}，以避免發生維生素 B 群缺乏症。

為了增加運動與修復能力適當的營養很重要，最佳的營養配方是典型金字塔飲食，也就是以澱粉為主，蛋白質與脂肪為輔的飲食結構。

多數人以為慢性痛身體不好，需要補一補，因而食用大量蛋白質的食物或營養品，但是多數慢性痛患者因為疾病或藥物使得腎功能衰退，多吃高蛋白質飲食或補品，除了傷害腎功能，也可能含有高嘌呤（例如肉類、火鍋、雞精等等），反而增加沉積性疼痛的因素。

除了傳統重視的維生素補充（例如維生素 C 與 B 群），也不可忽視低鈉造成的肌肉無力與抽筋，如果有以上症狀，除了補充鈣、鎂之外，適量攝取天然海鹽（含鈉與各種微量元素），也是增加肌力減少抽筋的因素之一。

飲食營養金字塔

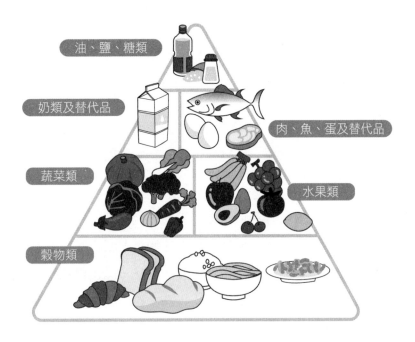

油、鹽、糖類

奶類及替代品

肉、魚、蛋及替代品

蔬菜類

水果類

穀物類

Part 3

慢性痛患者的
NG 行為

CH 1

拉筋、按摩，潛藏健康傷害

多數人以為筋肉不舒服，就是肌肉太少、骨骼太鬆、筋膜太緊、脊椎歪了的結果，其實不舒服都是神經血管產生的症狀，不見得是肌肉太少太緊或骨頭歪了才會不舒服。

肌肉少的人會痛，但是肌肉多的人也會痛；骨質疏鬆的人會痛；骨質強健的人也會痛；脊椎歪的人會痛，但是脊椎正的人也會痛……，一切都是神經在作怪。如果不了解神經的特性，很有可能會把簡單的局部疼痛問題，弄得全身敗壞。

大部分慢性痛患者都有按摩、按壓、整復、整脊或拉筋的習慣。雖然這些習慣對一般人的疲勞都有放鬆紓緩的作用，但是用於慢性痛患者則很容易加重神經的病情，因為拉筋或過於壓迫有可能傷害神經與軟組織。

在我的門診中，因為肩頸牽引、整復或整脊後發生神經問題（如暈眩、聽力減損、肩臂痛、手麻腳麻等等）並不少見，發生的原因大多是因為物理治療後未能有效緩解痠痛，導致操作者過度用力而產生二次傷害；同時，過於頻繁操弄脊椎，也會弱化脊椎的強度，進而產生上述的神經問題。

患者自行拉筋，產生更多疼痛問題的情形，也很常見。拉筋是一門學理深奧的運動，有好幾種派別，其中靜態或被動

拉筋的疑慮最大。絕大多數民眾以為拉筋對身體很好，時常做各種拉筋動作，殊不知拉筋對身體的副作用可以大於好處。

　　一般人覺得哪裡痠痛，就直覺把它拉一拉，這麼做幾乎都是靜態或被動拉筋，雖然痠痛會有短暫的紓緩，但是也埋下日後疼痛加重的地雷。因為拉筋也會拉扯神經與肌肉，而拉扯神經肌肉容易引起肌肉退化與神經發炎而產生神經痛，所以我都禁止慢性痛患者拉筋。

　　人體的機能原則上是用進廢退，靜態或被動的拉筋、拉動或牽引會弱化神經與筋肉，反而容易退化受傷；同時也影響神經肌肉的協調，並造成局部發炎、纖維化、壓迫神經，進而產生神經症狀，如痛、緊、脹、冷或麻等等。

　　有慢性痛的中老年人對這類操作應該避免，即使年輕健康的運動選手也可能因為勤於拉筋傷害筋肉而不知。所以，我遇到慢性痛的患者一律建議他們：勿拉筋或整脊，以免二次傷害。需要拉筋的朋友，我建議您把各種拉筋的派別研究一下，再找適合您的方式。

　　最後，慢性痛也不適於過度按壓，如按摩球、按摩槍或滾筒等等，因為慢性痛通常是移轉痛或血管沉積性問題（如痛風與偽痛風，見第 96 頁），因此如果需要對痛處頻繁按壓，反而會使組織受傷發炎，而增加神經痛的範圍與嚴重度。

生活中 9 大地雷拉筋動作

頭頸胸腰臀腿腳的被動靜態拉筋，看看你是否也犯一樣的錯誤，讓慢性痛不減反增？

> ## NG 行為實例 1 　**過度墊高頸部**

長時間壓迫頸椎容易產生神經痛，頭暈、耳鳴、肩臂麻痛跟著來。

壓迫頸椎的神經症狀

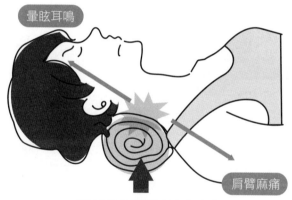

量眩耳鳴

肩臂麻痛

長時間壓迫頸神經產生症狀

NG 行為實例 2 　過度拉伸頭頸

拉傷頸神經的危險動作之一，容易出現眼痛、視力模糊、暈眩、耳鳴、耳聾、手臂麻痛等。

拉傷頸神經的危險

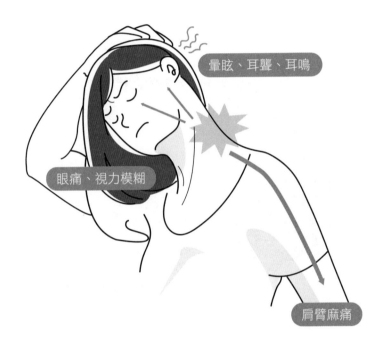

暈眩、耳聾、耳鳴

眼痛、視力模糊

肩臂麻痛

NG 行為實例 3　過度平臂拉筋

像是平臂拉筋、撐桌起身等動作，對肩頸慢性痛患者而言
容易出現胸神經和臂神經拉傷、肩痛、上背疼痛……。

平臂拉筋的風險：臂神經與胸神經拉傷

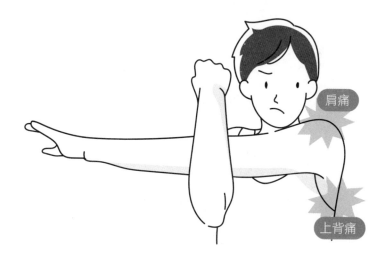

肩痛

上背痛

對腰臀以下有慢性痛患者而言，常拉傷臀側神經群，引發臀側、髖部、膝蓋疼痛等。

拉傷臀側神經群的症狀

- 臀側皮神經
- 臀神經

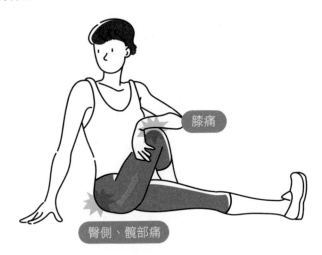

膝痛

臀側、髖部痛

NG 行為實例 5　站著下腰拉筋

對慢性痛患者是嚴格禁止的動作，對下半身的腰臀、坐骨神經、膝蓋、小腿、腳底、腳跟等造成嚴重的負擔，尤其腰痛者不宜。

腰痛不宜

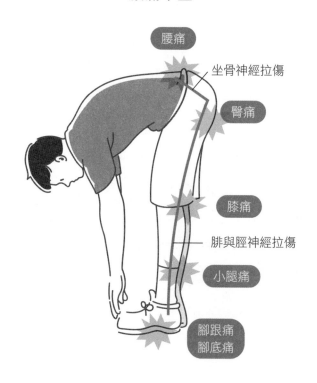

腰痛

坐骨神經拉傷

臀痛

膝痛

腓與脛神經拉傷

小腿痛

腳跟痛
腳底痛

167

NG 行為實例 6　伸直雙腿拉後腳筋

容易拉傷坐骨神經，造成腰痛、臀痛、脛和腓總神經拉傷、膝窩痛、小腿痛、腳底痛等。

坐骨神經拉傷的症狀

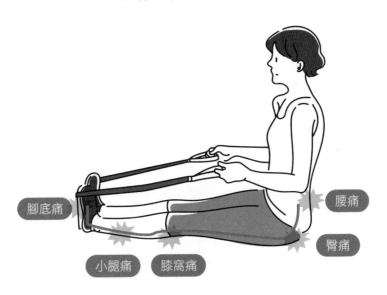

腳底痛

腰痛

臀痛

小腿痛　膝窩痛

NG 行為實例 7　壓手腕

壓手腕的動作，對手肘或手腕的慢性痛患者而言容易出現手腕、手肘、肩膀痠痛……。很容易造成橈神經受傷，讓手腕和手肘拉傷。

壓手腕的風險：橈神經受傷

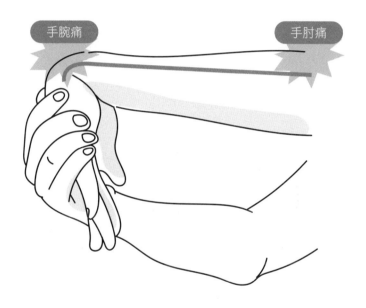

弓箭步推牆拉後腳筋

對腿痛的慢性痛患者而言，很容易造成脛和腓總神經拉傷，也會造成膝蓋僵硬無力、腳底麻痛。

腓與脛神經的拉傷

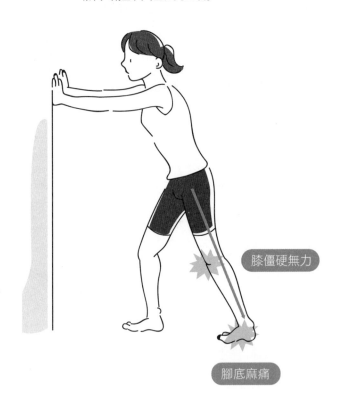

膝僵硬無力

腳底麻痛

NG 行為實例 9　　腳底滾球按摩

有腳痛的慢性痛患者，做此動作容易壓傷足神經，造成腳
底痛、腳趾麻、誘發足底筋膜炎。

壓傷足神經的副作用

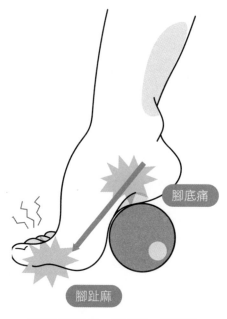

腳底神經受傷：腳底痛、腳趾麻

CH 2

生活道具越舒適，越容易引發痠痛

　　基本上，生活上有支撐作用的道具，例如足弓墊、氣墊鞋、記憶枕、工學椅或軟沙發，都是為了舒適而發明的，但是一個矛盾的現象破壞了這些美意，支撐與舒適意謂受壓迫的部位不太變動，這種情形使局部神經血管持續受壓迫，終就產生神經症狀。

　　事實證明，舒適與健康有時會相互矛盾，折損了發明這些生活道具原先的美意。

　　所以，穿軟底鞋容易腳痛、坐軟沙發容易腰痠背痛、睡記憶枕容易肩頸痠痛，而用足弓墊容易產生腳底筋膜炎。

　　很多人以為姿勢不正確是痠痛發生的主因，而一直追尋正確的姿勢，其實關鍵在於不動的姿勢才是造成神經血管不順暢，進而產生疼痛問題。

　　我認為正確的姿勢就是一直變動的姿勢，所以我建議疼痛患者的運動原則之一就是補償平時少做的動作，以活絡整體的神經血管機能。

生活中 4 大地雷動作

　　像是低頭滑手機、打電腦不良坐姿、坐沙發軟墊支撐、雙肩後背包等，容易造成從頭到腳等全身性疼痛。

NG 行為實例 1　　低頭滑手機

容易造成頸神經群、胸神經群的壓迫症狀，像是出現頭痛、頭暈、耳鳴、耳聾、視力模糊、眼睛乾澀、打鼾、口乾舌燥、吞嚥障礙、肩頸痠痛、胸悶心悸等。3C 低頭族請務必抬頭紓緩神經壓力。

低頭族的神經壓迫症狀

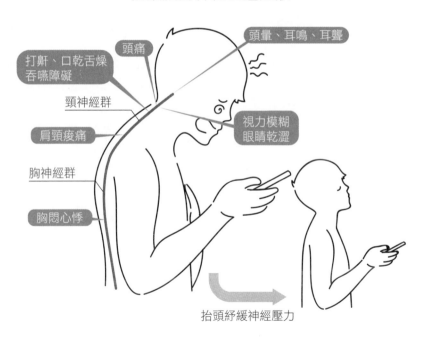

打鼾、口乾舌燥　吞嚥障礙
頭痛
頭暈、耳鳴、耳聾
頸神經群
視力模糊　眼睛乾澀
肩頸痠痛
胸神經群
胸悶心悸

抬頭紓緩神經壓力

NG 行為實例 2　打電腦不良坐姿

容易造成頸因性的頭痛、眼花；頸胸神經痛的肩頸痛、背
痛、胸悶；腰薦神經痛的腰痛、臀痛，以及膝痛、腳痛。

NG 行為實例 3　坐沙發軟墊支撐

容易造成頭痛、肩頸痠痛、腰痛、坐骨神經痛。

靜態姿勢的神經痛

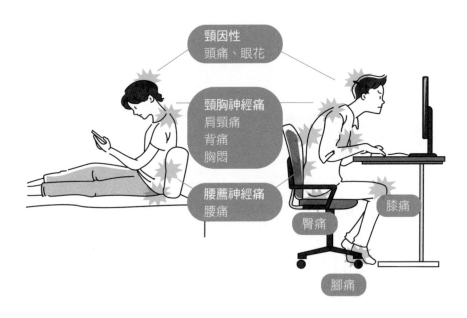

NG 行為實例 4　雙肩後背包

容易造成壓迫肩頸胸腰，導致頸神經的頭痛、臂神經的肩痛、胸神經的背痛、胸悶等。建議背包最好揹在前胸。

背包產生的疼痛問題

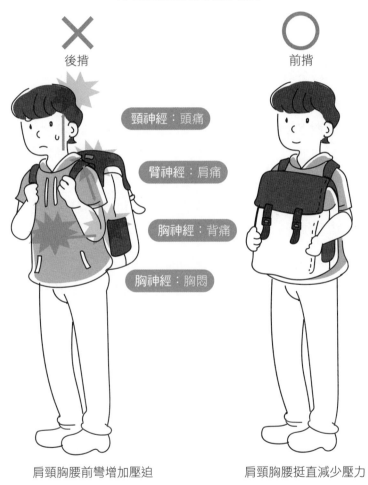

✕
後揹

頸神經：頭痛

臂神經：肩痛

胸神經：背痛

胸神經：胸悶

○
前揹

肩頸胸腰前彎增加壓迫

肩頸胸腰挺直減少壓力

慢性痛者穿戴護具請三思！

　　現在護具的使用相當普遍，尤其是中老年人在腰與膝的部位使用的比率很高。

　　護具雖然有保護與支撐的效果，但是也會影響肢體的活動與神經血管的活動。當受傷或手術時，給予受傷部位短期的支持以幫助復原，是使用護具最大的目的。

　　不過，肢體的特性是用進廢退，長期支撐意味著逐步退化。長期使用護具，如護膝或護腰的束縛，會影響神經血管的運行，也會造成束縛產生的膝或腰神經痛，因此很多長期使用護膝與護腰的患者，從一開始不用不行，到最後用了也不行。

　　為了一併處理護具產生的神經痛副作用，我一律建議患者盡量不使用護具。雖然一開始患者都很訝異我的建議，但是大多數在適當的治療與活動訓練後，就不再依賴護具了。

常見的4大地雷護具

　　像是護腰、護腕、護膝等，容易造成慢性痛患者在特定關節部位上的壓迫，以及神經肌肉的退化、無力、僵硬等。

NG行為實例1　護腰

容易壓迫腰神經血管，造成腰痛、行動遲緩、肌肉骨骼僵硬退化。

束腰的副作用

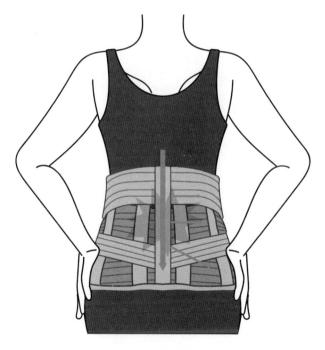

壓迫腰神經血管
- 腰痛、行動遲緩
- 肌肉骨骼僵硬退化

NG 行為實例 2　護腕

容易壓迫手腕神經血管，造成腕關節的神經肌肉退化。

慢性手腕痛不宜

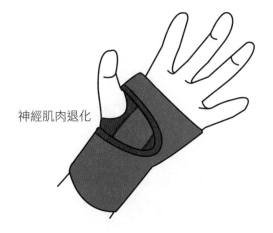

神經肌肉退化

NG 行為實例 3　護膝

容易壓迫膝神經血管，造成膝痛、僵硬、腿肌無力退化。

束膝的副作用

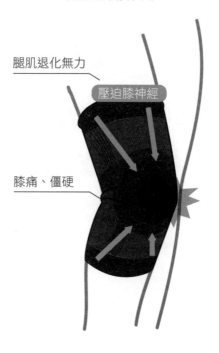

腿肌退化無力

壓迫膝神經

膝痛、僵硬

NG 行為實例 4 　輪椅或助行器等輔具

容易因為過度輔助而活動不足，導致各種神經壓迫的疼痛
出現，例如肩痛、腰臀痛、髖部痛、膝痛等。

過度輔助活動不足產生的神經疼痛症狀

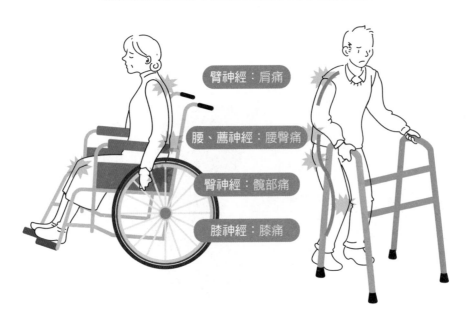

臂神經：肩痛

腰、薦神經：腰臀痛

臀神經：髖部痛

膝神經：膝痛

CH 4

做這些運動前，
慢性痛者請三思！

　　我對疼痛患者建議或不建議的動作或運動，是根據我的經驗與考量各種疼痛發生的整體機制的結論，所以與一般強身或競技的運動內容不同，甚至有所矛盾，本書內容針對疼痛患者，而沒有疼痛問題的朋友不需要因為我的陳述而畫地自限。

常見的 6 大動態地雷運動

　　頭頸胸腰臀腿腳的動態運動，看看你是否也犯一樣的錯誤，讓慢性痛不減反增？

　　像是舉重、鍛練腹肌、搖呼拉圈、騎自行車、拉手或甩手、打桌球等動作，對慢性痛患者而言容易引發身體不適。

NG 行為實例 1 鍛練腹肌

容易造成肩頸、背部、腰部、臀部的痠痛，不建議慢性痛
患者練此項運動。

慢性痛不宜練腹肌

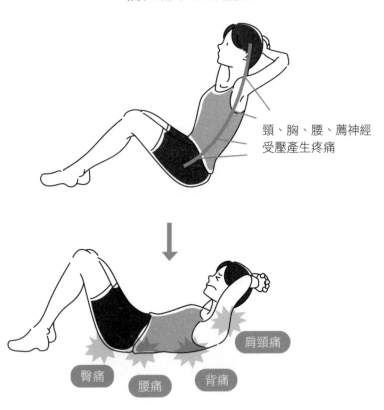

頸、胸、腰、薦神經
受壓產生疼痛

肩頸痛

臀痛　　腰痛　　背痛

NG 行為實例 2　棒式運動

容易造成壓迫肩頸神經、胸神經，造成肩頸痛、背痛、胸悶，以及自律神經失調。

慢性痛不宜練棒式

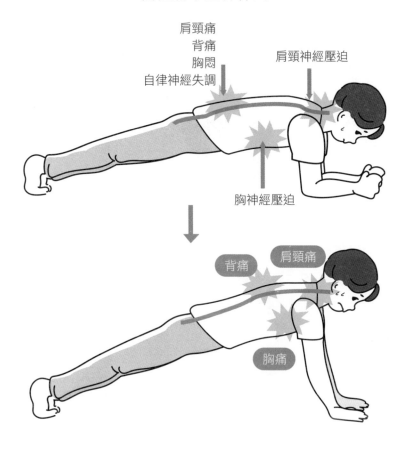

肩頸痛
背痛
胸悶
自律神經失調

肩頸神經壓迫

胸神經壓迫

背痛　肩頸痛

胸痛

NG 行為實例 3　舉重

容易壓迫頸椎和胸椎，造成肩痛、肩臂麻、手麻。姿勢要做得正確，才不會造成脊椎的負擔。

有壓迫神經風險的運動

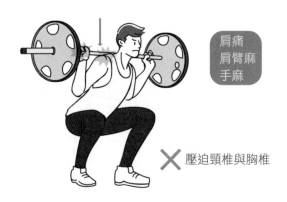

肩痛
肩臂麻
手麻

✕ 壓迫頸椎與胸椎

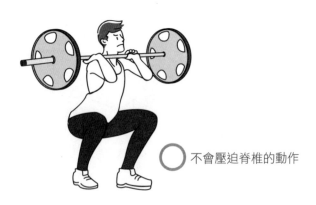

◯ 不會壓迫脊椎的動作

NG 行為實例 4 搖呼拉圈

容易因為腰椎扭動過度，使得腰椎神經受傷，造成腰痛、腳麻。

NG 行為實例 5 打桌球

容易瞬間扭轉或移步，造成腰痛、腳麻。

過度扭動腰椎的風險

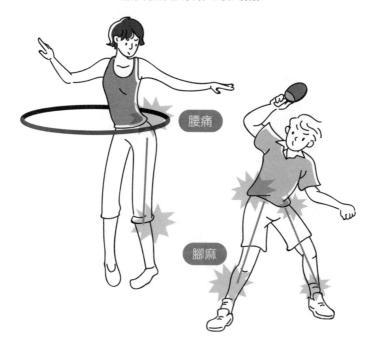

腰痛

腳麻

NG 行為實例 6 久騎自行車

容易造成胸神經、腰神經,以及坐骨神經痛,胸悶、背痛、腰痛、臀痛、腿痛找上門。尤其不建議慢性痛患者騎太久的自行車。

慢性痛不宜久騎腳踏車

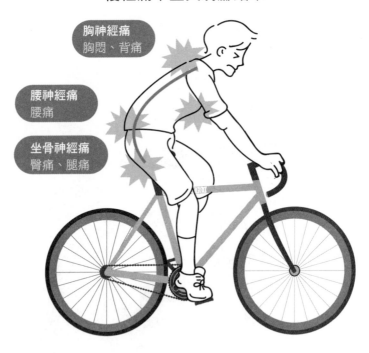

胸神經痛
胸悶、背痛

腰神經痛
腰痛

坐骨神經痛
臀痛、腿痛

冷敷教戰守則

許多運動或意外傷害後產生慢性痛的病人，我認為盡早活動比熱敷重要，而不活動的熱敷，在我的建議是應該都要避免的，如果因為活動前緊繃需要紓緩，是可以稍微熱敷，幫助運動前熱身。

慢性痠痛的局部冰敷是為了神經效應，一方面有鎮痛效果，另一方面因為冷刺激之後，神經反射使得血管放鬆反而可以改善循環，因此，時間只需短短的，1 到 5 分鐘以內就可以，如果使用冷卻噴霧效果會更好。冬天寒冷時可以冷敷或冷水擦拭後保暖以增加循環。

所謂的冰敷法，可分為五種，分別是冷水擦拭、冷敷、冰敷、冰鎮、冷卻噴霧，操作方法說明如下：

一、冷水擦拭

1. 以塑膠袋裝濕毛巾置冰箱冷藏後，患部擦拭後保暖

2. 適於冬天腰腿的鎮痛

二、冷敷

1. 以冷藏的濕毛巾或冰敷劑等等敷於患側

2. 適於長時間使用，如睡覺時肩痛或腰痛的鎮痛

三、冰敷

    1. 以冰凍的冰袋或冰敷劑等等敷於患部

    2. 適於夏天時的鎮痛

    3. 使用 3 分鐘以內即可，1 小時後可重複

    4. 有痛風疑慮時不宜

四、冰鎮

    1. 冰凍的冰袋或冰敷劑等等敷於患側

    2. 適於急性腫脹的挫傷、扭傷或運動傷害

    3. 使用 10 分鐘以內，1 小時後可重複

    4. 有痛風疑慮時禁用

五、冷卻噴霧

    1. 適於急性挫傷、扭傷與慢性痛

    2. 避免短期多次使用造成凍傷

疼痛，要先從神經下手！

 所有疼痛，該整的是神經

 小心拉筋越拉越緊，越拉越痛

 為什麼腳踝痛一直好不了？

 膝痛，有可能是痛風！

 腰痛腳麻不會好？試試跑步吧！

 你的腳底筋膜炎，可能是痛風！

這樣解痛，才是聖經！！

從自律神經失調，到頭臉、肩頸、腰背、手腳、
髖腿、膝踝疼痛，都是神經在作怪

作　　者：梁恆彰、楊翠蟬
特約編輯：黃信瑜
插　　畫：蔡靜玫
內頁攝影：蘇暐凱
美術設計：洪祥閔

社　　長：洪美華
責任編輯：何　喬
出　　版：幸福綠光股份有限公司
地　　址：台北市杭州南路一段 63 號 9 樓之 1
電　　話：(02)23925338
傳　　真：(02)23925380
網　　址：www.thirdnature.com.tw
E－m a i l：reader@thirdnature.com.tw
印　　製：中原造像股份有限公司
初　　版：2022 年 5 月
二　　版：2022 年 12 月
郵撥帳號：50130123 幸福綠光股份有限公司
定　　價：新台幣 380 元（平裝）

國家圖書館出版品預行編目資料

這樣解痛，才是聖經！！／梁恆彰、楊
翠蟬著 -- 二版 . -- 臺北市：幸福綠光，
2022.12
面；　公分

ISBN　　　978-626-96297-9-4（平裝）
1. 疼痛醫學

415.942　　　　　　　　　111019298

本書如有缺頁、破損、倒裝，請寄回更換。
ISBN　978-626-96297-9-4
總經銷：聯合發行股份有限公司
新北市新店區寶橋路 235 巷 6 弄 6 號 2 樓
電話：(02)29178022 傳真：(02)29156275

新自然主義